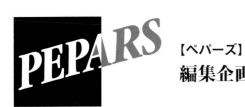

【ペパーズ】
編集企画にあたって…

　顔面骨骨折は形成外科医であれば，誰もが経験する疾患であり，若手のうちから執刀医として担当する機会が多い疾患のひとつと思われます．私自身も形成外科医として1年目の時に初めて鼻骨骨折を執刀させていただきました．その時の印象として，偏位した骨片を単に元の位置に戻すという，「何て単純な治療法なのであろう」と思ったことを記憶しています．概して外傷治療というものは，治療の原則が可能な限り受傷前の状態に戻すという比較的単純な目標となっています．しかし，実は鼻骨骨折ひとつとっても，そう単純なものではないことはいくつか症例を経験するにつれて痛いほど感じるようになります．骨折形態は多様であり，実臨床では必ずしも良好な結果が得られるわけではありません．今回はこのような顔面骨骨折の治療における，いわゆる'落とし穴'や'難しさ'に注目することにいたしました．

　本書では，まず顔面骨骨折治療の根幹となる画像診断，続いて顔面骨までのアプローチ方法，そして骨接合材料について基本的な概念とその応用の考え方についてまとめてもらいました．続いて各論として鼻骨骨折，頬骨骨折，上顎骨骨折，下顎骨折，眼窩骨折，鼻篩骨骨折という比較的臨床で取り扱うことの多い骨折，そして稀な骨折である小児，高齢者の骨折，前頭骨骨折，blow-in fracture，歯槽骨骨折について解説していただきました．また，顔面骨骨折における後遺症についてもまとめていただきました．これらの内容は顔面骨骨折治療において本邦の第1人者とされる先生方に執筆を依頼しております．そのため，臨床現場に即した肉薄した内容になっていると自負しております．

　今回の企画は若手向きではありません．顔面骨骨折治療に少し慣れてきた専門医取得前の先生や，すでに顔面骨骨折の治療を熟知した先生方にとっても，有意義な内容になるように企画しています．骨折治療の到達点は比較的明確ですが，それぞれの骨折には陥りやすい'落とし穴'があります．今回の企画で多くの先生方にとって日々の顔面骨骨折の診療に少しでも役立てることができれば編者として幸甚です．

2021年12月

尾﨑　峰

KEY WORDS INDEX

WRITERS FILE

ライターズファイル（五十音順）

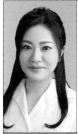

海野　早織
（うんの　さおり）
2012年　浜松医科大学卒業
2014年　昭和大学皮膚科学講座
　　　　入局
2015年　杏林大学形成外科入局
2017年　豊岡第一病院形成外科
2018年　杏林大学形成外科
2019年　東京警察病院形成外科
2021年　帝京大学医学部附属溝
　　　　口病院形成外科，助教

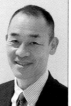

嘉鳥　信忠
（かとり　のぶただ）
1991年　島根医科大学（現島根
　　　　大学医学部）卒業
　　　　昭和大学形成外科入局
1998年　荒尾市民病院形成外
　　　　科，部長
2000年　榛原総合病院形成外
　　　　科，部長
2003年　聖隷浜松病院眼形成眼
　　　　窩外科
2005年　同，部長
2015年　同，顧問
　　　　大浜第一病院眼形成眼
　　　　窩外科開設

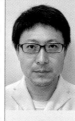

諸富　公昭
（もろとみ　ただあき）
1998年　近畿大学卒業
　　　　同大学形成外科入局
2004年　同大学大学院修了
2004年　同大学奈良病院形成外
　　　　科
2007〜08年　独国ロストック大
　　　　学顎顔面外科講座留学
2009年　近畿大学形成外科，助
　　　　教
2010年　同，講師
2016年　同，准教授

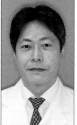

尾﨑　峰
（おざき　みね）
2000年　東京医科歯科大学卒業
　　　　東京大学形成外科入局
　　　　関東中央病院形成外科
2001年　静岡県立総合病院形成
　　　　外科
2002年　東京大学形成外科，医
　　　　員
2003年　杏林大学形成外科，助
　　　　手
2010年　同，講師
2014年　同，准教授
2020年　同，臨床教授

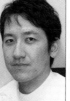

塗　隆志
（ぬり　たかし）
2003年　大阪医科大学卒業
　　　　同大学形成外科入局
2005年　埼玉医科大学総合医療
　　　　センター形成外科，病
　　　　院助手
2006年　大阪医科大学形成外
　　　　科，助教
2014年　同，講師
2016年　Chang Gung Memorial
　　　　Hospital, visiting scho-
　　　　lar in craniofacial sur-
　　　　gery
2018年　同（2021年〜大阪医科
　　　　薬科大学），准教授

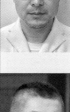

山下　昌信
（やました　まさのぶ）
1997年　金沢医科大学卒業
　　　　同大学形成外科入局
2001年　富山県立中央病院形成外科
2003年　金沢医科大学形成外科
2007年　UCLA, The David Geffen
　　　　School of Medicine, Division
　　　　of Plastic and Reconstruc-
　　　　tive Surgery留学（Dr. Henry
　　　　K. Kawamoto, Jr., M.D.,
　　　　D.D.S.）
2008年　金沢医科大学形成外科，助
　　　　教
2014年　同，講師
2017年　同，准教授

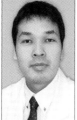

樫村　勉
（かしむら　つとむ）
2002年　日本大学卒業
　　　　東京女子医科大学形成
　　　　外科入局
2004年　都立府中病院外科
2005年　埼玉県立がんセンター
　　　　形成外科
2007年　都立府中病院形成外科
2009年　日本大学形成外科，助
　　　　教
2018年　同，准教授

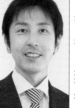

藤井　裕之
（ふじい　ひろゆき）
2010年　山形大学卒業
　　　　東北労災病院初期研修
　　　　開始
2012年　東北労災病院初期研修
　　　　修了
　　　　自治医科大学放射線医
　　　　学講座入局
2017年　同，病院助教
2019年　国立精神神経研究セン
　　　　ター病院，上級修練医
2020年　自治医科大学放射線医
　　　　学講座，助教
2021年　同，講師

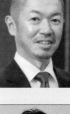

渡邉　亮典
（わたなべ　りょうすけ）
2015年　藤田医科大学卒業
2016年　名古屋第二赤十字病
　　　　院，初期研修医
2018年　愛知医科大学形成外科
　　　　入局
2018年　大垣市民病院形成外科
2020年　JCHO中京病院形成外
　　　　科
2021年　愛知医科大学病院形成
　　　　外科，医員助教

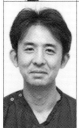

樫山　和也
（かしやま　かずや）
2003年　長崎大学医学部卒業
　　　　同大学形成外科入局
2004年　関連施設
2009年　長崎大学院博士課程医
　　　　歯薬学総合研究科入学
2011年　同大学院博士課程医歯
　　　　薬学総合研究科修了
2013年　同大学形成外科，医員
2014年　豊見城中央病院形成外
　　　　科，部長
2019年　長崎大学形成外科，講
　　　　師
2021年　同，准教授

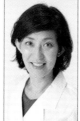

森島　容子
（もりしま　ようこ）
1992年　川崎医科大学卒業
1992年　大垣市民病院，研修医
1993年　名古屋大学形成外科入
　　　　局
1994年　愛知医科大学形成外
　　　　科，助手
2001年　Children's Hospital
　　　　Boston Craniofacial留
　　　　学（Dr. Mulliken）
2002年　名古屋大学形成外科
　　　　大垣市民病院形成外
　　　　科，医長
2017年　同病院，部長

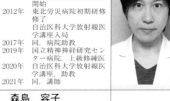

CONTENTS 顔面骨骨折を知り尽くす

編集／杏林大学臨床教授　尾﨑　峰

◆編集顧問／栗原邦弘　中島龍夫
　　　　　　百束比古　光嶋　勲
◆編集主幹／上田晃一　大慈弥裕之　小川　令

【ぺパーズ】
PEPARS No.180/2021.12◆目次

「PEPARS®」とは Perspective Essential Plastic
Aesthetic Reconstructive Surgery の頭文字よ
り構成される造語．

好評

臨床実習で役立つ

形成外科診療・救急外来処置ビギナーズマニュアル

―日医大形成外科ではこう学ぶ！―

編集 小川 令 日本医科大学形成外科主任教授

2021年4月発行　B5判　オールカラー　定価7,150円（本体価格6,500円＋税）　306頁

臨床の現場で活きる診察法から基本的な処置法・手術法を日医大形成外科の研修法で網羅した入門書。各疾患の押さえておくべきポイント・注意事項が箇条書き記述でサッと確認でき、外科系医師にも必ず役立つ一書です。

約120問の確認問題で医学生の国家試験対策にもオススメ!

目次

内容紹介動画もぜひご覧ください！

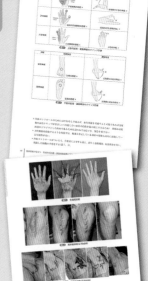

全日本病院出版会　〒113-0033 東京都文京区本郷3-16-4　Tel:03-5689-5989
www.zenniti.com　Fax:03-5689-8030

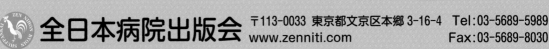

PEPARS No.180：1-9, 2021

◆特集／顔面骨骨折を知り尽くす

顔面骨骨折における画像診断の要点

藤井 裕之[*]

Key Words：顔面骨骨折(facial fracture)，multi-detector row CT；MDCT，multiplanar reconstruction；MPR，3D-CT, facial buttress system

Abstract 顔面骨骨折の診断には，顔面の機能単位を支える顔面骨の肥厚部位である構造的支柱(facial buttress system)の理解が重要であり，骨折線はこれらの構造的支柱の間，あるいは支柱自体を横切るように走行する．現在，顔面骨骨折の画像診断では多列検出型CT(multi-detector row CT；MDCT)が中心的な役割を担っている．スライス厚は1.0 mm以下のできるだけ薄いスライスが望ましく，横断像に加え，冠状断および矢状断像の骨条件と軟部組織条件を用いて詳細に観察する必要がある．高エネルギー外傷では顔面骨骨折に頭蓋底骨折や頚椎骨折を合併することがあるため，撮像範囲内全てに注意を払って読影する必要がある．3D-CTは多発性の複雑な骨折の解剖学的位置関係を立体的に把握・評価することができるため，積極的に利用すべきである．

はじめに

顔面骨は呼吸，嗅覚，咀嚼，視覚など，多彩な機能を有する領域である．顔面骨骨折ではこれらの機能障害を合併することが多く，正確な画像診断が求められる．本稿では，顔面骨骨折の画像診断において基本となる画像撮像法と表示法，顔面骨の解剖と構造的支柱(facial buttress system)，主要な顔面骨骨折における MDCT 所見，臨床的事項，読影ポイントを中心に解説する．

CT 撮像条件・再構成法

顔面骨は複雑かつ立体的な構造であるため，MDCT による評価が第一選択である[1)2)]．スライス厚は1.0 mm以下のできるだけ薄いスライスが望ましく，横断像に加え，冠状断および矢状断像の多断面再構成(multiplanar reconstruction；MPR)像の骨条件と軟部組織条件を作成する．外傷患者では適切なポジショニングを取ることは困難であり，再構成により評価に適した断面を作成する．骨条件では骨折線を，軟部組織条件では合併する頭蓋内損傷や軟部組織損傷を評価する．高エネルギー外傷では顔面骨骨折に頭蓋底骨折や頚椎骨折を合併することがあるため，撮像範囲内全てに注意を払って読影する必要がある．骨折による動脈損傷，活動性出血が疑われる場合にはCT angiography を追加する．3D-CTは多発性の複雑な骨折の解剖学的位置関係を立体的に把握・評価することができるため，診断のみならず，患者お

* Hiroyuki FUJII, 〒329-0498 下野市薬師寺 3311-1 自治医科大学放射線医学講座，講師

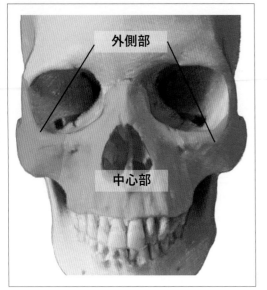

図 1. 中顔面の分類
（自治医科大学放射線医学講座　菊地智博医師
作成）

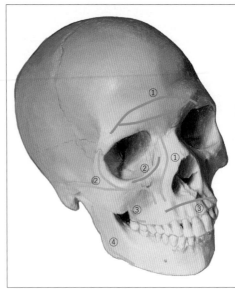

Vertical buttress
①nasomaxillary
②zygomaticomaxillary
③pterygomaxillary
④vertical mandible

Horizontal buttress
①supraorbital rim/bar
②inferior orbital rim
③hard plate

図 2. Facial buttress system
（自治医科大学放射線医学講座　菊地智博医師作成）

よび家族への説明，術前のシミュレーションに有用である．3D-CT では細かな骨折が描出されないことがあり，必ず元画像での観察が必要である．

近年，歯科や耳鼻科領域で cone beam CT の利用が進んでいる．Cone beam CT は低被ばくで高分解能の撮像が行えるため，低エネルギー外傷で骨折部位が限局した場合には有用と考えられる．欠点として，撮像範囲が限られる，軟部組織分解能が低い，臥位での撮像が困難であることが挙げられる．

顔面骨の解剖・構造的支柱
（facial buttress system）

顔面骨は 6 種類の単一骨（前頭骨，篩骨，蝶形骨，口蓋骨，鋤骨，下顎骨）と，5 種類の対称性の骨（鼻骨，涙骨，上顎骨，頬骨，側頭骨）から構成される．顔面中央部は中顔面と呼称され，上顎骨，口蓋骨，下鼻口蓋，涙骨，鼻骨，頬骨，鋤骨，篩骨で構成される領域で，上端を前頭鼻骨縫合・前頭上顎縫合〜頬骨前頭縫合，下端を上顎切歯・咬合面とする．更に中顔面は中心部と外側部に分けられる（図 1）．

顔面骨骨折の診断において，構造的支柱（facial

buttress system）の理解が重要である[3]．Facial buttress は顔面の機能単位を支える顔面骨の肥厚部位であり，骨折線はこれらの構造的支柱の間，あるいは支柱自体を横切るように走行する．Facial buttress は垂直方向に走行する vertical buttress と水平方向に走行する horizontal buttress に分類され，垂直方向には nasomaxillary，zygomaticomaxillary，pterygomaxillary，vertical mandible が，水平方向には supraorbital rim/bar，inferior orbital rim，hard plate がある（図 2）．

中顔面中心部骨折

1．鼻骨骨折

鼻骨はその位置や構造上の特徴から骨折をきたしやすく，顔面骨折の中でも最も頻度が高い．顔面骨骨折全体の約50％を占め，鼻骨の下 1/2〜1/3 に生じることが多い．弱い外力による単独骨折が多いが，高エネルギー外傷では後述の NOE 骨折を含めた他の顔面骨折を合併することが多い．鼻骨骨折は 20〜30 代に多く発症し，男女比は約 2：1 と男性に多い．合併症として鼻出血，鼻閉，変形，髄液鼻漏，鼻中隔血腫がある．鼻出血はキーゼルバッハ部位からの静脈性出血が多いが，前篩骨洞動脈

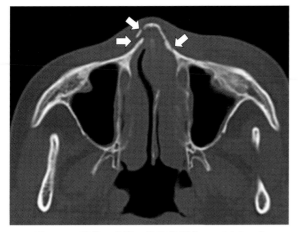

図3. 50歳代，女性．鼻骨骨折(lateral injury)
単純CT骨条件横断像．右優位の鼻骨骨折，右へ
の偏位を認める．

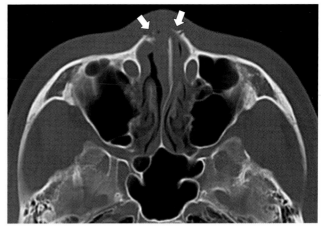

図4. 20歳代，女性．鼻骨骨折(frontal injury)
単純CT横断像．両側鼻骨は左右対称性に平坦化
している(矢印)．

や後篩骨洞動脈からの動脈性出血をきたすことが
ある．鼻中隔血腫は放置すると鼻中隔壊死から鞍
鼻をきたすため，早急な血腫除去を必要とする[4]．

鼻骨骨折は外力の方向とその強さで分類され
る．側方からの外力による lateral injury（図3）と
正面からの外力による frontal injury（図4）に分類
されることが多い[5]．Frontal injury よりも lateral
injury の頻度が高い．Lateral injury は以下のよ
うに分類される．

＜Lateral injury＞

grade 1：片側の鼻錐体の陥没

grade 2：対側鼻骨の偏位

grade 3：両側上顎骨前頭突起の偏位

Frontal injury は骨折の及ぶ深さで以下のよう
に分類される．

＜Frontal injury＞

plane 1：鼻骨下縁と前鼻棘を結んだ線よりも
前方の浅い骨折で，軟骨骨折が主体

plane 2：plane 1 よりも深い骨折で，眼窩壁に
骨折が及ばない．

plane 3：眼窩壁に骨折が及ぶもの

鼻骨骨折の診断において単純X線写真の正診
率は低く，CTが有用である．CTでは鼻骨骨折の
有無，骨片だけでなく鼻中隔やその他の顔面骨の
骨折の有無，鼻中隔血腫を評価可能である．CT

の横断像だけでは微細な骨折や横走する骨折線を
見逃しやすいため，必ず多断面で評価を行う．前
頭鼻骨縫合，鼻骨上顎縫合が骨折線に類似するた
め，これらを骨折と見間違わないよう注意する必
要がある．CTでは軟骨損傷の評価が困難であり，
重症度を過小評価することがあるため，身体所見
と併せた評価が重要である．

2．鼻骨眼窩篩骨洞骨折(naso-orbito-eth-moid(NOE) fracture)

鼻篩骨骨折はこの骨折に含まれる．NOE複合
体は，鼻骨・上顎骨・前頭骨・篩骨・涙骨・蝶形
骨から構成され，鼻腔，眼窩，上顎を区分する．
NOE骨折は高エネルギー鈍的外傷によって生じ
る，中顔面中心部骨折である．鼻骨骨折の frontal
injury の plane 3 に相当する．単独損傷は稀で，
ほとんどの症例で Le Fort Ⅱ型や Le Fort Ⅲ型な
どの顔面骨骨折を合併する．顔面骨骨折の中でも
最も修復が困難な骨折の1つである．NOE骨折に
より中顔面陥凹，眼角離開，複視，鼻涙管閉塞を
きたす．また，篩板損傷による嗅覚喪失，髄液漏
出，気脳症をきたす．鼻前頭管損傷では前頭洞と
鼻腔の交通が遮断され，前頭洞炎や粘液瘤を形成
することがある．

NOE領域の重要な軟部組織構造に内側眼瞼靭
帯(medial canthal tendon；MCT)がある．MCT
は眼瞼板と眼輪筋により形成され，前・後涙嚢稜

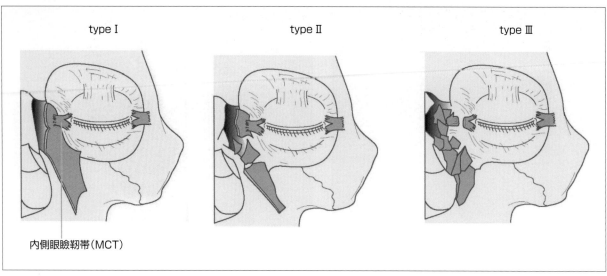

type I　　　　　　　　type II　　　　　　　　type III

内側眼瞼靭帯（MCT）

図 5. Markowltz-Manson 分類

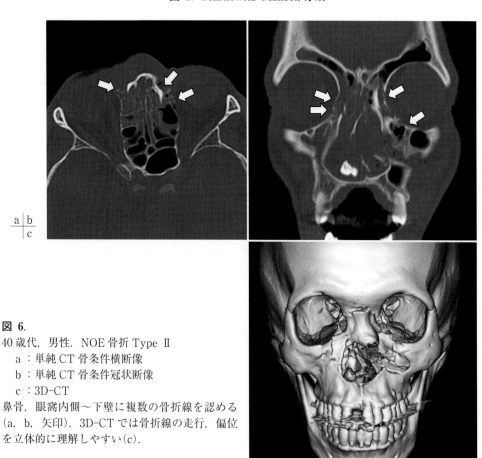

$\dfrac{a\ |\ b}{c}$

図 6.
40 歳代，男性．NOE 骨折 Type II
　a：単純 CT 骨条件横断像
　b：単純 CT 骨条件冠状断像
　c：3D-CT
鼻骨，眼窩内側～下壁に複数の骨折線を認める
（a，b，矢印）．3D-CT では骨折線の走行，偏位
を立体的に理解しやすい（c）．

に付着し，涙嚢を囲んでいる．NOE 骨折分類で
は，MCT 付着部と骨片に着目し 3 つに分類した
Markowltz-Manson 分類が広く用いられている
（図 5）[6]．

　Type I：MCT が保たれ，中顔面の骨片は孤立

性で大きい．

　Type II：粉砕骨折．MCT は保たれ骨片に付着
している（図 6）．

　Type III：粉砕骨折．MCT の断裂，もしくは骨
片との付着が失われている．

図 7.
Le Fort 型骨折
（自治医科大学放射線医学講座　菊地智博医師
作成）

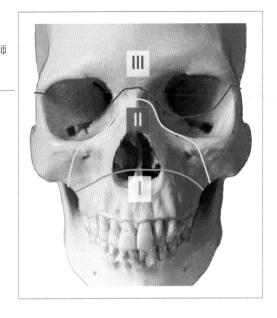

NOE 骨折の画像診断において重要な点は，
MCT 付着部である涙嚢窩を含む内側支柱の骨
折，鼻前頭管損傷，鼻涙管損傷の有無・程度を評
価することである．CT の冠状断で両側涙嚢窩の
間隔が開大している場合は MCT の損傷が疑われ
る．他の顔面骨折を合併することが多いため，
MPR 像や 3D-CT を用いて合併骨折の有無を評価
する必要がある．

3．Le Fort 型骨折

中顔面骨折の分類としては，1901 年に Le Fort
が提唱した Le Fort 分類が広く知られている（図
7)[7]．元々は対称性の病変を指していたが，実臨
床では左右非対称の骨折型，各型が混在した骨折
を見ることが多い（図 8)．また，高エネルギー外
傷の増加により，この分類に合致しない粉砕骨折
も多い．

Le Fort Ⅰ型（Guérin 骨折）：骨折線が鼻中隔下
部—梨状口—犬歯窩—上顎洞底部—翼状突起を通
る骨折である．上歯槽突起への外力により生じ，
歯槽骨が遊離する（floating-palate).

Le Fort Ⅱ型：骨折線が鼻骨—上顎骨前頭突
起—涙骨—眼窩下縁—上顎洞外側下壁—頬骨上顎
縫合—上顎骨後外側—翼状突起を通る骨折で，ピ
ラミッド型を呈する．上顎骨体部前方が遊離する
（floating-maxilla).顔面中央部の広範な陥凹により
顔面が扁平化し，dish face や pan face と呼ばれる．

Le Fort Ⅲ型：骨折線が鼻根部—上顎骨前頭突
起—涙骨—篩骨洞に達し，外側で下眼窩裂—前頭
頬骨縫合—頬骨弓，後方で上顎洞後壁—翼状突起
に至る骨折である．顔面骨と頭蓋骨が分離する
（craniofacial dissociation).

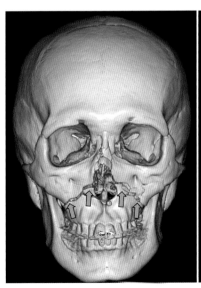

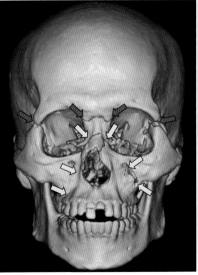

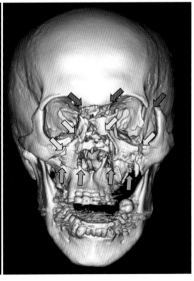

a．20 歳代，男性．Ⅰ型　　　b．30 歳代，男性．Ⅱ＋Ⅲ型　　　c．40 歳代，男性．Ⅰ＋Ⅱ＋Ⅲ
（不完全）型

図 8．Le Fort 型骨折の 3D-CT

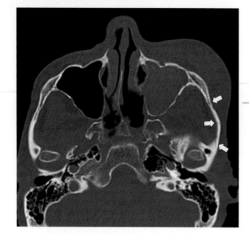

図 9.
60歳代，男性．頬骨弓骨折
単純CT骨条件横断像．左頬骨に複数の骨折線を認め，
V字型を呈している(矢印)．左頬部の軟部組織腫脹を
認める．

中顔面外側部骨折

1．頬骨弓骨折

　頬骨は前方に突出して頬骨隆起を形成するため，前方あるいは側方からの外力により骨折しやすい．頬骨骨折は中顔面骨折の中で鼻骨骨折に次いで多い．頬骨弓単独骨折は多くは3か所の骨折によりM字型あるいはV字型の変形をきたす(図9)．頬骨弓の陥没により，下顎骨筋突起の前方移動障害や側頭筋の圧排をきたし，開口障害を生じる[7]．

2．頬骨上顎骨複合体骨折(zygomaticomaxillary complex fracture)

　頬骨骨折はこの骨折に含まれる．頬骨は頬骨前頭縫合，頬骨蝶形縫合，頬骨側頭縫合，頬骨上顎縫合により，それぞれ前頭骨頬骨突起，蝶形骨大翼，側頭骨頬骨突起，上顎骨頬骨突起と連続する．頬骨上顎骨複合体(zygomaticomaxillary complex；ZMC)骨折は上顎洞前壁，外側壁，眼窩外側壁，頬骨弓の骨折により，頬骨と上顎骨が離開し，facial buttress system は inferior orbital rim と zygomaticomaxillary buttress が破綻する．臨床症状として顔面変形，複視，鼻出血，三叉神経第二枝麻痺，開口障害，をきたす．

　CT画像では主に横断像と冠状断で頬骨，側頭骨，上顎骨，蝶形骨との骨折線の有無，偏位の評価を行う．多数の骨折や変形を伴う症例では3D-CTを作成することで立体的な把握が容易となる(図10)．頬骨上顎縫合近傍の骨折で眼窩下神経管を通過することが多い．複視をきたしている症例では眼窩内容の逸脱，外眼筋の偏位を評価する．眼窩外側壁の骨折では zygomaticomaxillary buttress が破綻して，手術時の整復の難易度が高くなるため，読影の際はチェックが必要である．

眼窩部骨折

1．眼窩吹き抜け骨折

　眼窩骨折は孤立性あるいは他の顔面骨折に合併して生じる．眼窩吹き抜け骨折(blow-out fracture)は，外力による眼窩内圧の急激な上昇による眼窩壁の骨折である．眼窩内軟部組織が眼窩下壁から上顎洞内へ，眼窩内側壁から篩骨洞内へ脱出する．症状は複視，眼瞼腫脹，眼窩下神経障害，眼球陥凹，視力障害などがある．稀に眼窩内に向かう骨折を認めることがあり，blow-in fracture

a｜b

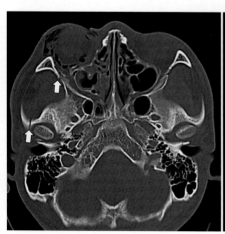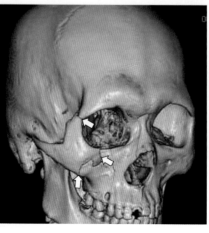

図 10.
10代後半，男性．ZMC骨折
　a：単純CT骨条件横断像．頬骨骨折，頬骨蝶形骨縫合の離開/骨折を認める(矢印)．
　b：3D-CT．頬骨前頭縫合，頬骨上顎縫合の離開/骨折を認める(矢印)．

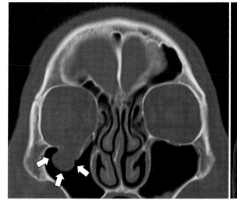

a．単純 CT 骨条件冠状断像　　　b．単純 CT 軟部組織条件冠状断像

図 11. 60 歳代，男性．眼窩吹き抜け骨折
右眼窩下壁に骨折を認め，眼窩内容が上顎洞に脱出している(a：矢印).
右下直筋は軽度下方へ偏位している(b：矢頭).

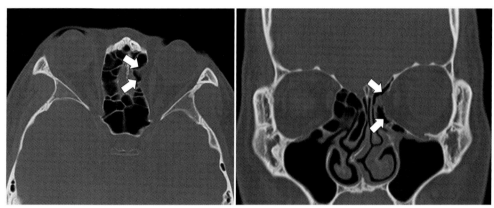

図 12. 30 歳代，男性．紙様板欠損
左眼窩内側壁に骨欠損を認め，眼窩脂肪織が篩骨洞へ突出している(矢印).
外眼筋の偏位はない.

と呼ぶ[8]．

　眼窩吹き抜け骨折は下壁骨折が最も多く，次いで内側壁の骨折が多い．眼窩下壁骨折の約半数に内側壁骨折を伴う．眼窩上壁の骨折は眼窩骨折の約 5% に生じ，blow-in fracture の頻度が他の部位に比較して多い．外側壁は最も厚く，単独骨折は稀で，ZMC 骨折や Le Fort Ⅲ型骨折に伴って生じる．

　CT では眼窩下壁や内側壁の骨折，眼窩内脂肪や骨片の上顎洞や篩骨洞への脱出を評価する(図11)．骨折線がはっきりしない場合でも，上顎洞や篩骨洞の出血性液貯留，眼窩内気腫および外眼筋の変形・偏位を認める場合は骨折を疑う手がかりとなる．外眼筋の絞扼(entrapment)による複視は早期の手術適応となるため，外眼筋の偏位およ

び変形にも注意を払う必要がある．骨折線が眼窩尖部に及ぶ場合は視神経損傷の有無を確認する．

　MRI は軟部組織の評価に優れるため，外眼筋と眼窩内脂肪の詳細な評価が可能である．視神経損傷では損傷部位が T2 強調像で高信号を呈するため，外傷性視神経損傷を疑った場合は MRI 撮像を検討すべきである．また，頭蓋内合併症の評価にも有用である．

　画像上の鑑別として紙様板の骨欠損がある．眼窩内側壁の骨壁が欠損した状態を指し，脂肪や外眼筋が篩骨洞へ突出する[9]．成因として先天性や外傷性，医原性が考えられ，吹き抜け骨折との鑑別が困難なことがある(図12)．内視鏡手術で眼窩内血腫や内直筋損傷などの眼窩内合併症をきたす可能性があり，術前に指摘しておく必要がある．

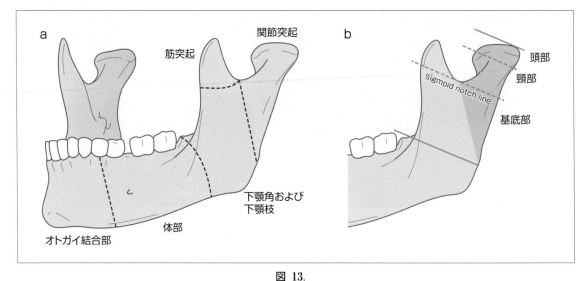

図 13.
a：下顎骨骨折部位の分類　b：関節突起部の細分類
Sigmoid notch line：下顎切痕を通り，下顎枝後縁に引いた垂線

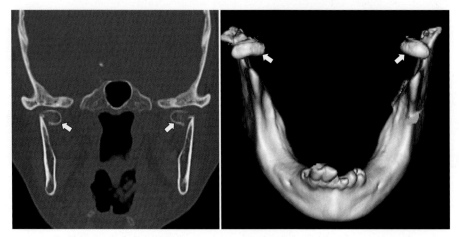

a．単純 CT 骨条件冠状断像　　b．3D-CT（前上方から見た図）
図 14. 下顎骨関節突起部骨折
両側下顎骨関節突起頸部に骨折を認め，骨片は内側に偏位している（a，b：矢印）．3D-CT では骨片の偏位を立体的に把握しやすい．

下顎骨骨折

　下顎骨は馬蹄型をした単一骨で顔面の下部を形成しており，受傷頻度が高い．鼻骨骨折に次いで頻度の高い顔面骨折である．20〜30 代の男性に多く，受傷機転として交通外傷や転倒および暴行が多い．

　骨折部位の分類は AO（Arbeitsgemeinschaft für Osteosynthesefragen classification）分類ではオトガイ結合部，傍オトガイ結合部，体部，下顎角および下顎枝，関節突起，筋突起に分類される（図 13）．関節突起部はさらに基底部，頸部，頭部と分類される．関節突起部骨折は咬合不全の頻度が高く，外科的修復の要否・適応に関わる（図 14）．そのため，関節突起部骨折とそれ以外に 2 分して扱われる場合が多い．

　下顎骨骨折は体部や下顎角，関節突起部に生じやすいが，受傷機転により骨折の好発部位は異なる．下顎骨は頭蓋底と連続したリング状構造であるため，骨盤骨折と同様に複数箇所での骨折を認

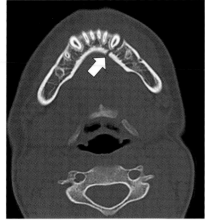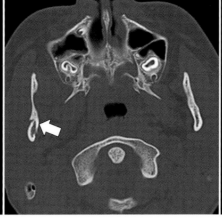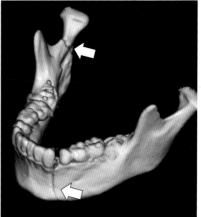

a | b | c

図 15. 10歳代前半，男性．下顎骨骨折
a，b：単純CT骨条件横断像，c：3D-CT
下顎骨左傍オトガイ結合部，右関節突起基底部に骨折線を認める（a～c：矢印）．
3D-CTでは骨折線の立体的な把握が容易である（c）．

めることが多い[10]．複数箇所での骨折は下顎骨の両側に亘って生じることが多く，受傷部位とは離れていることも少なくない．傍オトガイ結合部，体部，下顎角部での骨折では多発骨折の頻度が高い（図15）．

下顎角・体部骨折では付着する咀嚼筋による偏位が問題となる．咬筋，側頭筋は近位骨片を上方に，内側翼突筋は内方に牽引する．顎二腹筋，茎突舌骨筋，顎舌骨筋，オトガイ舌骨筋はオトガイ部を後下方に牽引する．

下顎骨折におけるCTの感度は100％とされる．CTでは多断面再構成画像や3D-CTを用いることにより，骨折部位，偏位の評価を正確に行うことが可能である．前述のように下顎骨骨折は多発することが多いため，骨折を1か所認めた際は，他に骨折がないか注意深く観察する必要がある．

おわりに

顔面骨骨折の診断の要点について概説した．CT読影においては骨条件を主体とした多断面での詳細な観察が重要である．3D-CTは骨折の立体的な把握に非常に有用であり，是非活用していただきたい．

参考文献

1) Dreizin, D., et al.：Multidetector CT of midfacial fractures：classification systems, principles of reduction, and common complications. Radiographics. **38**：248-274, 2018.

2) Winegar, B. A., et al.：Spectrum of critical imaging findings in complex facial skeletal trauma. Radiographics. **33**：3-19, 2013.

3) Linnau, K. F., et al.：Imaging of high-energy midfacial trauma：what the surgeon needs to know. Eur J Radiol. **48**：17-32, 2003.

4) Sindi, A., et al.：Patients with nasal fracture. J Craniofac Surg. **31**：e275-e277, 2020.

5) Stranc, M. F., Robertson, G. A.：A classification of injuries of the nasal skeleton. Ann Plast Surg. **2**：468-474, 1979.

6) Markowitz, B. L., et al.：Management of the medial canthal tendon in nasoethmoid orbital fractures：the importance of the central fragment in classification and treatment. Plast Reconstr Surg. **87**：843-853, 1991.

7) Hopper, R. A., et al.：Diagnosis of midface fractures with CT：what the surgeon needs to know. Radiographics. **26**：783-793, 2006.

8) Chirico, P. A., et al.：Orbital "blow-in" fractures：clinical and CT features. J Comput Assist Tomogr. **13**：1017-1022, 1989.

9) Moulin, G., et al.：Dehiscence of the lamina papyracea of the ethmoid bone：CT findings. AJNR Am J Neuroradiol. **15**：151-153, 1994.

10) Lee, J. T., Dodson, T. B.：The effect of mandibular third molar presence and position on the risk of an angle fracture. J Oral Maxillofac Surg. **58**：394-398, 2000.

形成外科領域雑誌ペパーズ
PEPARS 2021年のペパーズ増大号！

眼瞼の手術アトラス
―手術の流れが見える―

No.171
2021年3月増大号
オールカラー216頁
定価　5,720円
（本体　5,200円＋税）

編集／帝京大学形成外科教授　小室裕造

コマ送り写真と文章で手術の流れをわかり
やすく解説！
エキスパートが "ここ！" という手術のコツを
抽出して写真を提示しているので、
わかりやすい！
22人の豪華執筆陣による贅沢な特集号です！

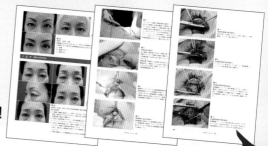

コマ送り写真で
手術の流れが見える！

PEPARS
眼瞼の手術アトラス
―手術の流れが見える―
No.171
増大号
2021.3
編集／帝京大学形成外科教授　小室裕造
全日本病院出版会

←弊社HPで各論文のキーポイントをcheck！

全日本病院出版会
〒113-0033 東京都文京区本郷3-16-4　Tel:03-5689-5989
www.zenniti.com　Fax:03-5689-8030

PEPARS　No.180：11-18，2021

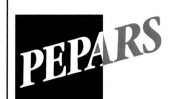

◆特集／顔面骨骨折を知り尽くす
顔面骨骨折における
アプローチ方法の要点

樫村　勉[*1]　副島一孝[*2]

Key Words：睫毛下切開(subciliary incision)，経結膜切開(transconjunctival incision)，眉毛外側切開(lateral eyebrow incision)，口腔前庭切開(oral vestibular incision)，経鼻アプローチ(transnasal approach)

Abstract　　顔面骨骨折の観血的整復固定術では，骨折の正確な整復固定が手術の主目的である．体表から最短距離で骨折部を広く露出し術野を確保できれば，骨折の整復と固定が容易となる．したがって四肢などでは，骨折部の直上に切開を置き，重要組織の損傷を回避して骨折部へとアプローチすることが多い．しかしながら，顔面骨骨折においては，これらの条件に加えて術後の瘢痕に留意した骨折部へのアプローチを行う必要がある．そのため，術後の瘢痕を最小限とすべく種々のアプローチ方法とそれに伴う手術術式が開発されてきた．

　今回，眼窩骨・頬骨の手術で頻用され，形成外科医にとって必須の手技である眉毛外側切開，経結膜切開，睫毛下切開，口腔前庭切開からのアプローチ方法とともに，皮膚切開を必要としない鼻内視鏡による経鼻アプローチの要点ならびにその選択法について詳述する．

はじめに

　顔面骨骨折の手術では，骨折を適切な位置に整復し固定することが治療の主目的である．適切な骨折の整復と固定には，最短距離で骨折部へアプローチし骨折部を広く露出することで手術操作がより簡便かつ安全となる．したがって，四肢などの整形外科領域では，骨折部の直上に切開を置き，重要組織の損傷を回避して骨折部へとアプローチすることが多い．しかしながら，顔面骨骨折においては骨折の適切な整復と固定はもとより，術後の瘢痕に留意したアプローチを行う必要

がある．すなわち正確な骨折の整復固定と同時に痕跡の目立たないアプローチが求められる．さらに顔面においては，表情筋，顔面神経，三叉神経，涙道，唾液腺の導管など，損傷を避けるべき組織が体表から浅い部分に集中している．これらの背景から，顔面骨骨折へのアプローチ方法とそれに伴う手術術式について種々の工夫が開発され進歩を遂げてきた．

　今回，眼窩骨・頬骨骨折の手術で頻用される顔面骨骨折へのアプローチ方法として，眉毛外側切開，睫毛下切開，経結膜切開，口腔前庭切開について詳述する．さらに，我々は顔面の切開を最小限とすべく鼻内視鏡を使用した手術を行ってきたため，鼻内視鏡による眼窩周囲へのアプローチ方法についても詳述する．

[*1] Tsutomu KASHIMURA，〒173-8610　東京都板橋区大谷口上町 30-1　日本大学医学部形成外科学系形成外科学分野，准教授
[*2] Kazutaka SOEJIMA，同，主任教授

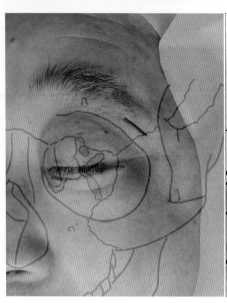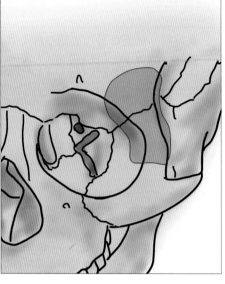

図 1.
眉毛外側切開
　a：眉毛外側切開のデザイン（頬骨前頭縫合の位置を触診で確認しデザインする.）
　b：眉毛外側切開の視野

頬骨前頭縫合へのアプローチ（眉毛外側切開）

　眼窩縁の頬骨前頭縫合部分を触診し切開線をデザインする. 特に頬骨前頭縫合部分の偏位が大きい場合には触知は容易である. 頬骨前頭縫合の直上で眉毛の尾側縁に沿って 2 cm 程度の切開線をデザインする（図 1-a）. 皮膚を切開し，眼輪筋の眼窩部に到達する. 眼輪筋の走行は，到達すべき眼窩骨と平行しているため，筋束に沿って筋鈎などで容易に剥離できる. 眼輪筋下で剥離し頬骨前頭縫合とその周囲の骨を露出する. メスで骨膜を切開し骨へとアプローチする. 頬骨前頭縫合の固定ができる範囲で骨膜を剥離する（図 1-b）. さらに，側頭窩を通じて頬骨体部の裏面へアプローチすることで頬骨の授動と整復が可能となる.

　閉創の際には，骨膜，眼輪筋，皮膚の 3 層を縫合し閉鎖する.

経眼窩アプローチ

　眼窩縁へのアプローチ方法としての経眼窩アプローチは，経皮切開と経結膜切開に大別される. 経皮切開には，睫毛下切開，瞼板切開，眼窩縁切開などがある[1]. 瞼板下切開と眼窩縁切開は，眼瞼外反などの合併症が少なく骨へのアプローチも容易であるが，術後瘢痕が目立つ欠点があり筆者は行っていない[2]. したがって，経眼窩アプローチでは睫毛下切開と結膜切開から選択している.

1．睫毛下切開

　睫毛下切開から眼窩縁へ至る剥離の経路には，subciliary skin flap 法，subciliary skin-muscle flap 法に大別される. Subciliary skin-muscle flap 法は皮膚切開部と同じ位置で眼輪筋下に到達し筋皮弁を挙上する non-step 法と皮膚切開部から 5 mm 程度尾側までは，skin flap として眼輪筋の表層で剥離した後に眼輪筋下に到達し筋皮弁を挙上する step 法に分かれる. 我々は，眼輪筋の pre-tarsal 部が温存されることで同部の分断や脱神経による術後の萎縮を回避することが眼瞼外反のリスクを軽減するとされる，step 法によるアプローチを行っている[2]（図 2-c）. 涙点の外側から下眼瞼縁の尾側約 2 mm の位置で外眼角まで切開線をデザインする（図 2-a）. 症例により外眼角の外側 1.5 cm 程度までデザインを延長する. 10 万倍エピネフリン加リドカインの局注後に皮膚を切開する. 皮膚を切開すると直下に眼輪筋が見えてくる. 眼輪筋上にメスを皮膚と平行になるよう寝かせて使用し 5 mm 程度尾側に剥離する. 下眼瞼皮膚の皮弁を挙上し眼輪筋の pre-tarsal 部を温存する. 切開部の尾側の皮膚に 4-0 絹糸を 2 本用いて把持する糸を置き，同様に頭側は瞼板の 2 か所に糸を置く. それぞれの糸を牽引し，眼輪筋の筋束に沿って眼輪筋を切開し筋の下層へとアプローチする. 眼輪筋と眼窩隔膜の間を剥離し眼窩縁へと至る. 眼輪筋と眼窩隔膜の間は，疎性結合組織であり適

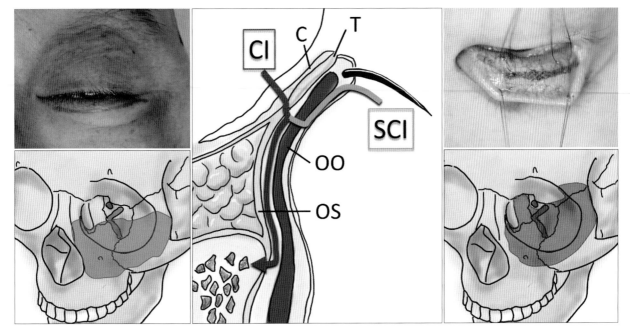

図 2. 経眼窩アプローチ

a：睫毛下切開のデザイン
b：睫毛下切開の視野
c：経結膜切開および睫毛下切開のアプローチ経路．CI（経結膜切開），SCI（睫毛下切開），
　C（結膜），T（瞼板），OO（眼輪筋），OS（眼窩隔膜）
d：経結膜切開のデザイン
e：経結膜切開の視野

切な層であれば出血も少量で容易に剥離できる．ただし，眼窩隔膜は薄く損傷すると眼窩脂肪が露出し手術の視野の確保が困難となるため，損傷しないよう留意する．眼窩縁に到達した後に，眼窩縁より 2～3 mm 程度尾側で骨膜を切開し骨を露出する．骨膜を切開した後には，骨膜に 5-0 ナイロン糸などでマーキングを行うと閉創の際に役立つ．眼窩底と上顎洞前面が広く視野に入る．皮膚側より涙道の前方から上顎洞前壁にアプローチできるため，経結膜切開よりも特に上顎骨内側の前頭突起周囲の視野が確保できる（図 2-b）．

　閉創の際には，アプローチ時のマーキング糸を参考に骨膜を縫合する．通常，眼輪筋の縫合は必要ないが，外眼角部で眼輪筋を離断した場合には縫合する．下眼瞼の皮膚は，愛護的に連続縫合で閉鎖する．

2．経結膜切開

　経結膜切開法は，眼瞼外反などの合併症が少なく顔面に瘢痕を残さない方法である[2]．また，特に眼窩内壁方向への視野の確保が容易である利点も有している[4]．一方で，眼瞼内反を生じることもあり治療には手術療法を要する可能性が高いことも報告されている[3]．

　下眼瞼瞼板下縁よりも 1～2 mm 尾側に切開線をデザインする．6-0 ナイロン糸をかけて牽引することで術野を確保する（図 2-d）．切開線の内側縁は，涙丘の後方を超えて後涙丘切開として延長することが可能であり，涙道の後面から眼窩内壁方向へと視野が確保できるため，眼窩底と内壁の合併骨折では有用なアプローチ方法となる．さらに，外側へ粘膜切開を延長することで頬骨前頭縫合までの視野が確保できることが報告されている（図 2-e）[3]．10 万倍エピネフリン加リドカインの局注後に粘膜を切開する．直下の下眼瞼牽引筋腱膜を切開すると眼輪筋が露出されるため，そのまま眼輪筋の裏面を剥離し，睫毛下切開と同様の手技で眼窩縁に到達する（図 2-c）．

　閉創の際には，睫毛下切開と同様に骨膜を縫合

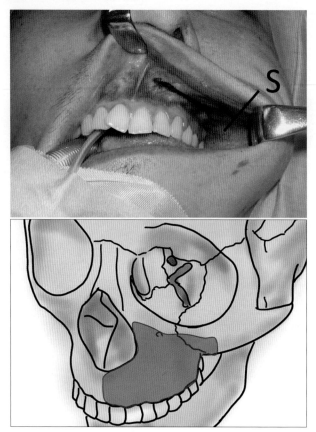

$\dfrac{a}{b}$

図 3. 口腔前庭切開によるアプローチ
a：口腔前庭切開のデザイン．S(耳下腺管開口部)
b：口腔前庭切開によるアプローチの視野

する．下眼瞼牽引筋腱膜と結膜は密接しているため，これらを 7-0 の吸収性ブレイド糸を用いて連続縫合で閉鎖する．

口腔前庭切開によるアプローチ

上顎骨骨折，頬骨骨折，眼窩底骨折の一部で適応となる．上顎骨および頬骨へのアプローチが可能となる．通常は，片側のアプローチを行うが，両側の上顎骨骨折などでは，両側の口腔前庭を切開しアプローチする．

歯肉から頬粘膜への移行部のやや頬粘膜寄りに上唇小帯のやや外側から耳下腺管開口部の内側までの切開線をデザインする(図 3-a)．10 万倍エピネフリン加リドカインの局注後に粘膜を切開し，骨膜までは電気メスで剝離し，骨膜をメスで切開し骨膜下に剝離を行う．上顎骨および頬骨を骨膜下に剝離していくと切開部の頭側に眼窩下神経が

同定できる．上顎骨と頬骨の前面が広く視野となる(図 3-b)．

上顎洞の開洞やプレートでの固定の際には，歯根を損傷しないよう留意する必要がある．歯冠-歯根比は，通常 1：1〜1.5 であるため，歯冠の長さを参考にプレート固定および開洞の位置を決定する．また，眼窩底骨折に対する上顎洞バルーン留置法では，上顎洞前壁の骨を 1.5 cm 程度切除して開窓し，直径 4 mm，30° の斜視用硬性内視鏡を挿入することで眼窩底を容易に観察することができる(図 5-c)．後述する内視鏡下での鼻内アプローチと併用し，上顎洞内にバルーンを挿入して眼窩底骨折の整復と固定を行う．

閉創の際には，骨膜を縫合し，粘膜と軟部組織を 4-0 の吸収性ブレイド糸を用いて垂直マットレス縫合で閉鎖する．

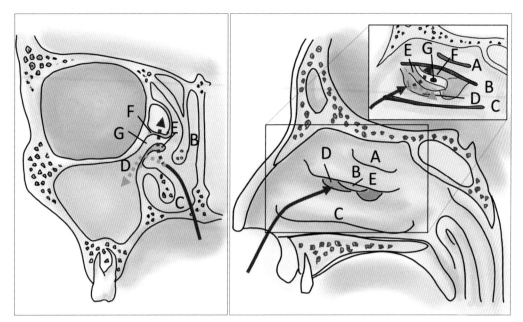

図 4. ESS によるアプローチ
a：前額断，b：矢状断
紫線（中鼻甲介までのアプローチ），赤点線（篩骨洞へのアプローチ），青点線
（上顎洞へのアプローチ）
A（上鼻甲介），B（中鼻甲介），C（下鼻甲介），D（膜様部），E（鈎状突起），F（篩
骨胞），G（上顎洞自然孔）

a│b

経鼻アプローチ

　我々は，内視鏡下での経鼻アプローチによる眼
窩骨骨折手術の方法を報告してきた[4)～7)]．鼻内視
鏡による手術は，鼻副鼻腔内視鏡手術（endo-
scopic sinus surgery；ESS）として耳鼻科領域を
中心として発展してきた．眼窩は副鼻腔に隣接し
ており，内視鏡下での経鼻アプローチは皮膚切開
を必要とせず顔面骨骨折においても有用なアプ
ローチと言える．体表の外科である形成外科に
とって内視鏡手術は，馴染みのある手技ではな
い．内視鏡手術では，術野，術者の手元，画面の
全てが異なる位置にあり，いわゆる hand-eye
coordination を身につける必要がある[8)]．その中
で，① 良い視野を得る，② 的確な操作を行う，③
安全な操作を行う，の3点が重要とされている．
① については，適切なカメラの操作と，操作の前
に 3,000 倍アドレナリンガーゼによる血管と粘膜
の収縮での止血と視野の確保の操作が重要とな
る．② については，状況に応じた適切な鉗子など

の器械を選択し，カメラと干渉することなく操作
ができることが必要である．③ について，鼻腔副
鼻腔の解剖（図4）に精通し，術前の CT で症例ご
との特徴を理解することが必要である．これらの
ESS の基本を習熟することで顔面骨骨折における
鼻内視鏡下での経鼻アプローチに応用することが
できる．

　眼窩底骨折に対しては，口腔前庭切開からの経
上顎洞アプローチと併用し上顎洞内にバルーンを
留置し整復と固定を行う（図4青点線）．眼窩内壁
骨折に対しては，経鼻アプローチのみで篩骨洞内
にバルーンを留置し整復と固定を行う（図4赤点
線）．これらの手技では，直径 4 mm，直視用硬性
内視鏡を使用する．

1．上顎洞へのアプローチ

　上顎洞へのアプローチのためには，上顎洞膜様
部を開窓し，上顎洞自然孔の拡大を行う（図4青点
線）．鼻腔内に直視内視鏡を挿入すると，画面中央
に中鼻甲介が観察できる（図5-a 図中の B）．中鼻
甲介の上顎洞側の対側が上顎洞側の膜様部となる

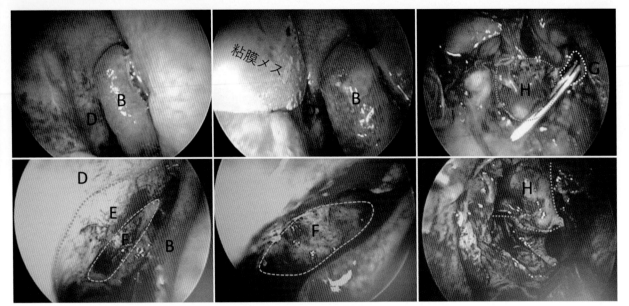

図 5. 内視鏡写真（右鼻腔）

a|b|c
d|e|f

a：中鼻甲介（B）までアプローチしている．（左が上顎洞側）
b：上顎洞へのアプローチで，膜様部（D）を切開している．
c：上顎洞前壁の孔から内視鏡を挿入し眼窩底を観察している．中央に脱出した眼窩内容（H），
　上顎洞自然孔（G）に鼻腔内から挿入した鉗子が観察できる．
d：篩骨洞へのアプローチで鉤状突起（E）を露出している．
e：鉤状突起を切除し篩骨胞（F）を露出している．
f：篩骨胞を穿破し篩骨洞内にアプローチし脱出した眼窩内容（H）を観察している．
B（中鼻甲介），D（膜様部），E（鉤状突起），F（篩骨胞），G（上顎洞自然孔），H（脱出した眼窩内容）

（図5-b 図中のD）．中鼻甲介の対側膜様部の粘膜下に10万倍ボスミンの局所注射を行い切開する（図5-b）．切開した部分より，粘膜を切除し膜様部を開窓し自然孔を十分に拡大することで鼻腔側から上顎洞へとアプローチできる（図5-c）．

2．篩骨洞へのアプローチ

　中鼻甲介までは，前述の上顎洞へのアプローチと同様に行う．篩骨洞へアプローチする際には，中鼻甲介の外側をさらに頭側へアプローチしていく．第1基盤である鉤状突起を切除し（図5-d 図中のE），第2基盤である篩骨胞を穿破する（図5-e 図中のF）と篩骨洞内にアプローチできる．篩骨蜂巣を掻爬し篩骨洞を開放していく．篩骨蜂巣の掻爬の際には，脱出した眼窩内容を損傷しないよう注意する必要がある（図5-f）．さらに後方の後篩骨洞へのアプローチはリスクを考慮して形成外科医のみで行うことは自重している．

我々のアプローチ方法の選択

　日常診療において比較的頻度の高い頬骨骨折および眼窩底骨折の我々のアプローチ方法選択のアルゴリズムを示す．

1．頬骨骨折

　我々は，術中に超音波診断装置を使用して整復位を確認する手術術式を考案しSemi-Closed Reduction法として報告してきた[9]．眉毛外側部のみを切開し，エレバトリウムやU字型の起子を頬骨前頭縫合の裏面から側頭窩を経由し頬骨体部後面に誘導し授動と整復を行う．超音波診断装置で眼窩下縁と頬骨弓部の骨折片の位置を整復前後に確認し，皮膚切開部から頬骨前頭縫合を吸収性プレートで固定し，頬骨体部を経皮的鋼線刺入により固定する．頬骨骨折のtripod fracture症例のうち，①受傷後3週間以内に手術を施行できる症例，②眼症状を伴わない症例，③第3骨片のない

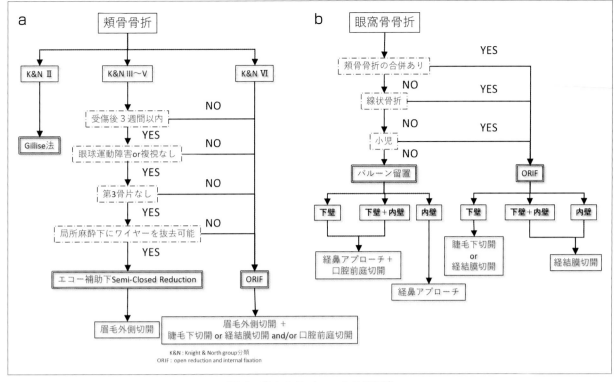

図 6. 我々のアプローチの選択法

単純な頬骨骨折，④ 局所麻酔下に外来でのワイヤー抜去が可能な患者として小児例は除外，の適応を満たす症例については，Semi-Closed Reduction 法の適応として，眉毛外側切開のみでアプローチを行う．

　これらの適応条件に合致しない症例については，従来の観血的整復固定術の適応としている．2021 年版の形成外科診療ガイドライン（CQ48）では，頬骨骨折に対する経眼窩アプローチについて睫毛下切開と経結膜切開でそれぞれに優位性はなく症例に応じた選択が有効であるとしている．口腔前庭切開（CQ49）についても同様に有効であるとされている[10]．骨折部位に応じて眉毛外側切開に加えて経眼窩アプローチと口腔前庭切開を選択しアプローチしている（図6-a）．

2．眼窩骨骨折

　眼窩骨折の症例のうち，次の3つの条件を満たす症例は，バルーン留置法の適応としている．
① 眼窩縁や上顎洞前壁に骨折を伴わない眼窩底骨折
② 線状骨折でないこと．バルーンにより逸脱した

外眼筋や組織が絞扼され病態の悪化を招く可能性があり適応から除外している．
③ 小児でないこと．小児は前述の線状骨折が多く，術後バルーン留置中の管理の問題もあり適応から除外する．

そして，バルーン留置法の適応として眼窩底単独もしくは内壁との合併骨折の場合には，経上顎洞アプローチと経鼻アプローチを行っており，眼窩内壁の単独骨折の場合には，経鼻アプローチを単独で行っている（図6-b）．ガイドライン（CQ71）でも，経上顎洞アプローチが低侵襲であり下眼瞼の合併症を生じないことの優位性が明記されている[11]．しかしながら現在，従来使用していた上顎洞用バルーン，後鼻孔用バルーンBタイプ（KOKEN 社製）がメーカー側の事情により製造休止となっているため代替品について検討している．

　前述の基準を満たさない眼窩底骨折については，従来の観血的整復固定術の適応とし経眼窩アプローチを行う．ガイドライン（CQ69）では，経結膜切開が睫毛下切開よりも眼瞼外反の合併が少ないとされているが，術者の経験や習熟度も選択基

準となり得ることに言及されている[11]．我々も，術者と症例によって睫毛下切開もしくは経結膜切開によるアプローチを選択している．眼窩内壁骨折と眼窩底および内壁の合併骨折については，より視野の確保が容易となる経結膜切開によるアプローチを第一選択としている（図6-b）．

まとめ

顔面骨骨折における標準的なアプローチ法ならびに鼻副鼻腔内視鏡による経鼻アプローチにつき詳述した．顔面骨骨折手術において，アプローチ方法の基本的な手技を習得することは元より，症例ごとの骨折の状況に応じた適切なアプローチ方法の選択を行うことが重要である．

参考文献

1) Rohrich, R. J., et al.：Subciliary versus subtarsal approaches to orbitozygomatic fractures. Plast Reconstr Surg. **111**：1708-1714, 2003.
   Summary 経皮的な眼窩へのアプローチ法の比較に関する報告．
2) Ridgway, E. B., et al.：The incidence of lower eyelid malposition after facial fracture repair：a retrospective study and meta-analysis comparing subtarsal, subciliary, and transconjunctival incisions. Plast Reconstr Surg. **124**：1578-1586, 2009.
   Summary 経皮的な眼窩へのアプローチ法の合併症についての報告．
3) Ishida, K.：Evolution of the surgical approach to the orbitozygomatic fracture：From a subciliary to a transconjunctival and to a novel extended transconjunctival approach without skin incisions. J Plast Reconstr Aesthet Surg. **69**：497-505, 2016.
4) Soejima, K., et al.：Endoscopic transmaxillary repair of orbital floor fractures：a minimally invasive treatment. J Plast Surg Hand Surg. **47**：368-373, 2013.
   Summary 我々の上顎洞バルーン留置法についての原著論文．
5) Kashimura, T., et al.：Stability of orbital floor fracture fixation after endoscope-assisted balloon placement. J Craniofac Surg. **28**：e669-e672, 2017.
6) 副島一孝，仲沢弘明：【顔面骨骨折の治療戦略】顔面骨骨折の低侵襲治療．PEPARS．**112**：80-87, 2016.
7) Soejima, K., et al.：Endoscopic endonasal repair of isolated medial orbital wall fracture with balloon technique. J Craniofac Surg. **28**：1013-1016, 2017.
   Summary 我々の篩骨洞バルーン留置法による眼窩内壁骨折手術の原著論文．
8) 朝子幹也：内視鏡下鼻副鼻腔手術の基本手技とピットフォール．日耳鼻会報．**122**：237-242, 2019.
   Summary 内視鏡下副鼻腔手術の基本的手技についてわかりやすく記載された文献．
9) Soejima, K., et al.：Semi-closed reduction of tripod fractures of zygoma under intraoperative assessment using ultrasonography. J Plast Reconstr Aesthet Surg. **62**：499-505, 2009.
   Summary 頬骨骨折に対するSemi Closed Rec-cuction 法の原著論文．
10) 日本形成外科学会，日本創傷外科学会，日本頭蓋顎顔面外科学会：3章 頬骨骨折．形成外科診療ガイドライン2．233-236，金原出版，2021.
11) 日本形成外科学会，日本創傷外科学会，日本頭蓋顎顔面外科学会：4章 眼窩底骨折．形成外科診療ガイドライン2．261-262，金原出版，2021.

PEPARS No.180：19-26, 2021

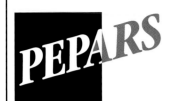

◆特集／顔面骨骨折を知り尽くす

顔面骨骨折におけるプレート選択の要点

海野早織[*1]　尾﨑　峰[*2]

Key Words：顔面骨骨折(facial fracture)，チタンプレート(titanium plate)，吸収性プレート(absorbable plate)，超音波溶解吸収性プレート(ultrasound-aided resorbable plate)

Abstract　顔面骨骨折整復術における骨接合材料は，現在，チタンプレートと吸収性プレートが主流となっており，それぞれの利点を考慮して選択する．主な選択基準として固定力・牽引力が必要な場合はチタンプレートを選択し，体表からの触知や抜釘術を避けたい場合は吸収性プレートを選択する．これまで吸収性プレートはタッピング操作を要することが欠点とされていたが，近年タッピング操作が不要な超音波溶解吸収性プレート(ソニックウェルド Rx® システム)が開発され，手術時間の短縮などが報告されている．また当科では，部位ごとにプレートを使い分ける Optimal Plate Selection Method(OPS 法)により，各プレートの利点を活かした治療も行っている．症例を提示しながら各プレート選択の要点をまとめる．

はじめに

顔面骨骨折整復術に用いられる骨接合材料として古くはワイヤーが用いられていたが，その後，金属製のチタンプレートが開発され，その汎用性の高さから現在まで多く顎顔面外科領域で使用されている．そして20世紀末に開発された吸収性プレートは，次々と品質を向上させた新製品が販売されるようになり，近年，本領域で急速に普及しつつある[1)~3)]．

チタンプレートと吸収性プレートにはそれぞれ固定力や操作性，手術時間やコストなどの面で利点・欠点がある[4)]．臨床の現場では症例の年齢や性別などの患者要素に加え，手術時間や使用経験の有無など医療者側の要素も加味して，状況に合わせて症例ごとにどちらか一方を使用することが多いと思われる．

当科では，より合理的で効率良く治療できる方法として，部位によりプレートを使い分ける Optimal Plate Selection Method(OPS 法)を用いて治療を行ってきた．OPS 法とは，チタンプレートと吸収性プレートそれぞれの利点を活かし，材質の異なる両者を同一症例において併用する方法である．

また，近年吸収性プレートの欠点であったタッピング操作を不要とする超音波溶解吸収性プレートが登場し，手術時間の短縮などが報告されている[2)5)6)]．

それらを踏まえて症例ごとにプレートを選択する際および OPS 法を用いる際の要点をまとめる．

*1 Saori UNNO, 〒213-8507　川崎市高津区二子5-1-1　帝京大学医学部附属溝口病院形成外科，助教/〒181-8611　三鷹市新川 6-20-2　杏林大学医学部付属病院形成外科・美容外科

*2 Mine OZAKI, 杏林大学医学部付属病院形成外科・美容外科，臨床教授

チタンプレートについて

チタンは生体親和性の高い金属である．それまでに使われてきた他の金属材料と比べて展性に優れるため加工が容易であり，比較的強度を保ったまま薄く作製できるため，顔面骨の複雑な形状にも沿わせやすく，軟部組織が比較的薄い部位にも使用できるようになった．また，CT 撮影時にアーチファクトを抑えられ，プレート・スクリューの形状や位置も明確に捉えられること，非磁性金属であり MRI 撮影時においても影響が少ないことなど，固定性以外にも多くの利点を有し，顔面骨のプレーティングの材料として多く用いられるようになった[7]．吸収性プレートが開発された後も，チタンプレートは安価であり安定した強固な骨固定が得られることや，固定操作が容易であることから選択される機会は多い．

チタンは生体に対する親和性が非常に高いが，それでもやはり長期間体内に留置すると感染・露出のリスクがある．また特に皮膚の薄い部位では体表から触知する場合がある，若年者では骨成長に影響が生じる可能性がある，磁力の強い MRI では撮影時のアーチファクトになる可能性があるなどの欠点がある．これらの理由や，患者自身が異物の残存に対して抵抗を有する場合は，抜去のための再手術が必要になる[6)8)~10)]．

吸収性プレートについて

これらの欠点を克服するために吸収性プレートが開発され，1970 年代初頭に顎顔面外科領域，1980 年代には頬骨骨折の分野で使用が報告されている[6)7)]．

1990 年代に入り，ポリ−L−乳酸（PLLA）やポリグリコール酸（PGA）を主成分とする現在の生体吸収性プレートシステムが登場した[7]．これらの吸収性プレートシステムは，骨接合後おおむね数か月から数年で加水分解により生体に吸収されるため，プレートを抜去する必要がない．また若年者で使用した場合にも骨成長を妨げないことも利

点として挙げられる．

一方で，チタン製スクリューのほぼすべてがセルフタッピングあるいはセルフドリリング機能を有しているのに比し，従来の吸収性プレートはセルフタッピング型ではなく，スクリュー挿入前にねじ切り（タッピング）を行う必要がある．このタッピング操作により手技に時間を要すること，骨の整復位がずれたり医原性の骨折をきたしたりすることが一番の欠点である[6]．またプレート自体のボリュームがやや大きく，骨孔に対して垂直にスクリューを挿入できないと破損につながるなど，小切開から整復固定を行う顔面骨骨折の骨接合において操作性がやや悪い[11]．

他に高価であること，固定と牽引力がチタンプレートと比較して脆弱であることも欠点として挙げられる[2)6)]．また吸収性プレートの中には完全吸収までの吸収期間が長い材質のものがあり，長期間のプレート留置に伴う無腐性腫脹[12]，遅発性異物反応，非特異的異物肉芽腫[13]が報告されている．しかし，吸収期間が 1 年ほどのプレートも開発されており，このようなプレートは異物として残る期間が短いため，感染率が下がるとされている[3)14)]．

超音波溶解吸収性プレートについて

吸収性プレートの最大の欠点であるタッピング操作を不要にした吸収性プレートとしてソニックウェルド Rx® システム（日本メディカルネクスト株式会社）が開発され，2018 年 10 月に認可された．ソニックウェルド Rx® システムは，体内吸収性材料であるポリ−D−乳酸と L−乳酸（PDLLA）から構成される．加水分解される吸収期間は 12～30 か月とされ，初期強度は 8～10 週間保持される[6]．

使用方法は，テンプレートで骨の凹凸を型どりプレートを成形した後，ドリルで骨にピン挿入孔を穿つところまでは他の吸収性プレートと同様である．ピンをハンドピース（超音波振動装置）の先端に取り付け，骨孔に軽く押し込むとピンと骨境界面に生じた摩擦力によりピンが融解し，海綿骨

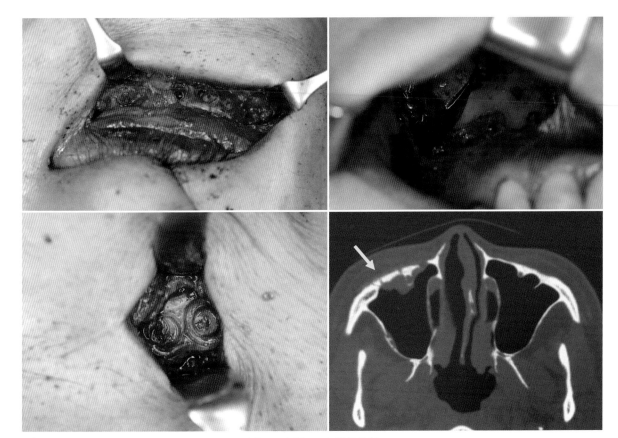

図1. 症例1：右頬骨骨折
a：眼窩下壁プレーティング後
b：頬骨体部プレーティング後
c：前頭頬骨縫合部プレーティング後
d：術後CT. 骨孔とわずかにプレートが撮影されている.

構造の空隙を埋めるようにして伸展・溶着し2～3秒で硬化する[5]. このように従来必要とされていた骨孔のネジ切り（タッピング）操作を省略できることが最大の特徴である.

ピン挿入には力が要らず, 骨に対して垂直でなくても挿入が可能であり破損の可能性がほぼない. ピンを1本固定するとプレートが動かなくなるためその後のプレート位置の微調整は困難であるが, 挿入したピンをドリルで穿孔すれば解除してプレート固定をやり直すこともできる.

自験例ではいずれの症例においても, 術中のプレートやスクリューの破損や, 固定後の緩みなどなく, 良好な骨固定が得られた. 術後経過においても, CTでは良好な整復位を維持していることが確認でき, プレートシステムの破損や緩み, 骨癒合に対する障害, 固定力不足による再転位は認めていない. 術後, 皮下に膨隆ができるという報告があるが, 当科では経験しておらず, プレート周囲の炎症や感染, プレートの露出, 遅発性の異物反応なども認めていない[6].

＜代表症例＞

症例1：42歳, 女性. 右頬骨骨折（図1-a～d）

自転車走行中に転倒し, 右顔面を打撲し受傷した. 右頬部にしびれを認めた. 受傷後8日目に全身麻酔下にソニックウェルドRx®システムを用いて観血的整復固定術を行った. 前頭頬骨縫合部, 眼窩下縁, 頬骨体部にプレート固定を行った. 術後CTでピンは視認できないが骨孔とプレートを確認でき, 術後経過は良好である.

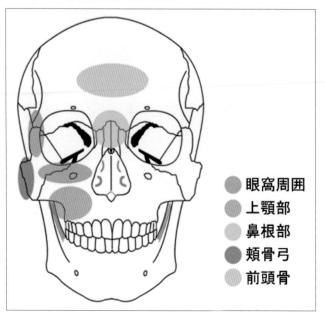

眼窩周囲
上顎部
鼻根部
頬骨弓
前頭骨

図2. プレート固定部位の分類

Optimal Plate Selection Method（OPS法）について

　OPS法とは，各プレートの利点を活かし，強固な固定・牽引が必要とされる部位にはチタンプレートを使用し，プレート抜去を避けたい部位や補強程度の固定力で良い部位には吸収性プレートを使用するという，材質の異なる両者を同一症例において併用する方法である．

　主に固定部位が多数に及ぶ骨折で本法を用いており，固定する部位を大まかに眼窩周囲，上顎部，鼻根部，頬骨弓，前頭骨に分類し（図2），それぞれの部位の性質・状態に合わせてプレートを選択する．具体的には，頬骨下稜部は術後の負荷がかかりやすく，偏位が大きいことが多いためチタンプレートを使用し，眼窩周囲は体表から触知しやすく抜釘術で瘢痕形成を強める可能性があることや偏位が小さいことが多いため吸収性プレートを選択する．ただし症例によって偏位が大きい場合や遊離骨片を認める場合などはチタンプレートを用いる．また鼻根部や頬骨弓部，蝶頬骨縫合部はプレート抜去が困難な部位であり，また鼻根部や頬骨弓部は体表からプレートを触知しやすい部位であることから，吸収性プレートを用いて固定する．

　当科で2007年10月から2013年9月までの間に顔面骨骨折に対してOPS法を用いて整復固定術を行ったのは男性49例，女性18例の計67例で，年齢は13～79歳までの平均33.6歳であった．骨折の内訳は頬骨骨折40例，顔面多発骨折18例，鼻篩骨（上顎骨）骨折5例，前頭骨骨折2例，眼窩底骨折2例であった．頬骨骨折は頬骨骨折例全体の約1/5，顔面多発骨折は顔面多発骨折例全体の約半数の症例に対して用いられており，固定部位が多数に及ぶ骨折で本法は多く用いられた．

　手術は全例全身麻酔下に行い，骨折の整復後にプレート固定を行った．その際，チタンプレートはLorenz®プレーティングシステム（メディカルユーアンドエイ社，日本）を，吸収性プレートはLactoSorb®（メディカルユーアンドエイ社，日本）を用いてOPS法に従い部位ごとに使用するプレートを選択した．

　結果，本法を用いた全ての症例において良好な固定が得られた．手術時間は頬骨骨折が平均183.9分，顔面多発骨折が平均586.1分，鼻篩骨上顎骨骨折が平均413.5分，前頭骨骨折が平均279分，眼窩底骨折が平均191.5分であった．また整復後の固定のために吸収性プレートが使用された部位は眼窩周囲が51例，鼻根部が17例，前頭骨が12例，上顎部が9例，頬骨弓が7例であった．（平均観察期間は頬骨骨折が89.7日，顔面多発骨折が1052.3日，鼻篩骨上顎骨骨折が638日，前頭骨骨折が181日，眼窩底骨折が295日であった．）

　合併症に関しては，67例中頬骨骨折の1例で瘢痕修正を要したのみであった．固定力不足による変形やプレート破損などは認められなかった．OPS法を用いたことによる特有の合併症は特にみられなかった．

＜代表症例＞

　症例2：52歳，女性．右頬骨骨折（図3-a～c）
　自転車で転倒し受傷した．受傷後7日目に全身麻酔下にOPS法を用いた整復固定術を施行した．偏位が大きく負荷のかかる頬骨下稜部にはチタンプレートを使用し，偏位も小さく整復位が安定していた眼窩下縁・眼窩外側縁には吸収性プレートを使用した（図3-d～f）．術後6か月の時点で良好な整復が得られ，骨癒合も良好であった（図3-g, h）．

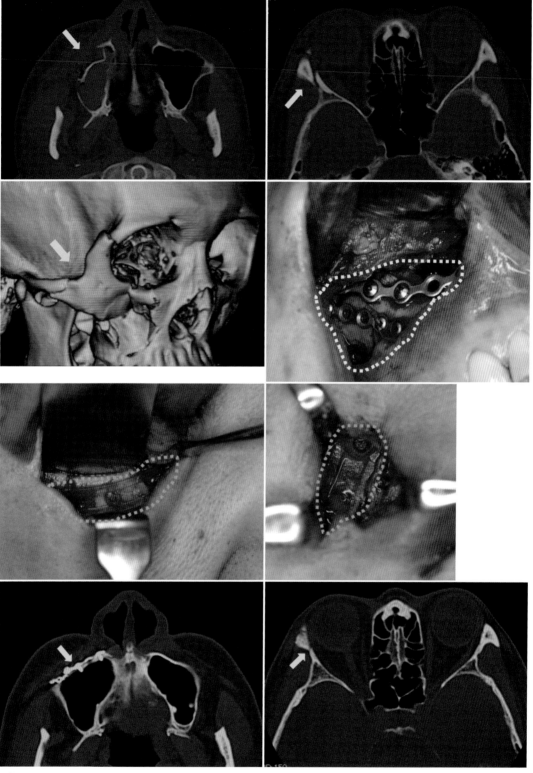

a	b
c	d
e	f
g	h

図 3. 症例 2：右頬骨骨折（OPS 法）

a：受傷時 CT．頬骨骨折片の偏位は大きい．

b：受傷時 CT．眼窩外側は偏位が小さい．

c：受傷時 3DCT．骨折片の内方へ回転した骨折を認めた．

d：頬骨下稜部はチタンプレートで固定した．

e：眼窩下縁は吸収性プレートで固定した．

f：眼窩外側は吸収性プレートで固定した．

g：術後 6 か月．良好な整復位が得られた．

h：術後 6 か月．骨癒合も良好であった．

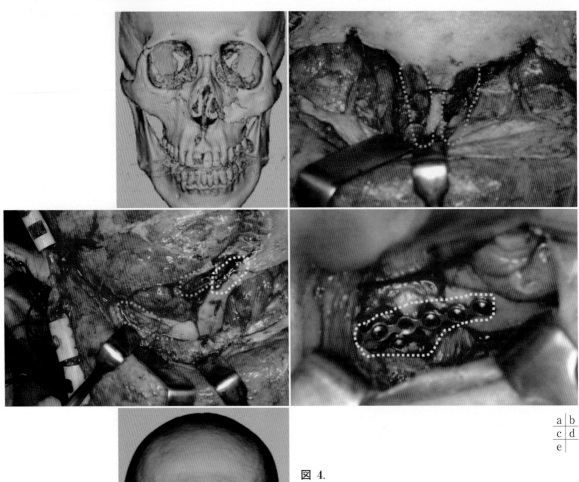

```
a b
c d
e
```

図 4.

症例3：顔面多発骨折（鼻篩骨骨折，Le Fort Ⅱ，Ⅲ型骨折）（OPS 法）

a：受傷時の CT 所見

b：鼻根部は吸収性プレートで固定した．

c：右頬骨弓部，蝶頬骨縫合部（青）は吸収性プレート，前頭頬骨縫合部（黄）はチタンプレートで固定した．

d：左眼窩下縁はチタンプレートで固定した．

e：術後 1 年の CT 所見．良好な整復位が得られている．

症例3：22 歳，男性．顔面多発骨折（鼻篩骨骨折，Le Fort Ⅱ，Ⅲ型骨折）（図 4-a）

喧嘩で顔面を殴打され受傷した．受傷後15日目に全身麻酔下に OPS 法を用いて整復固定術を施行した．骨固定の基準部位が少なく，また遊離骨片を活用した整復が複数か所で必要であったため骨折部の多くでチタンプレートを用いた．しかし，鼻根部や頬骨弓部，蝶頬骨縫合部はプレート抜去が困難な部位であり，また鼻根部や頬骨弓部は体表からプレートを触知しやすい部位であることから，吸収性プレートを用いて固定した．また，左眼窩下縁は偏位が大きかったためチタンプレートを用いた（図 4-b〜d）．術後 1 年の CT では鼻根部の吸収性プレートは吸収されており，良好な整復位が得られていた（図 4-e）．

考 察

顔面骨骨折の治療における固定プレートの選択については，留置したプレートは吸収された方が良いため，すべての固定部位に吸収性プレートを使用することが理想的であると考えられる．しかし，現実には吸収性プレートの固定力不足や煩雑な操作性の点から，チタンプレートが選択される症例は依然と多い．

チタンプレートと吸収性プレートの利点・欠点は先述した通りであり，これらを踏まえて症例ごとの使い分けを表1にまとめた．

次に固定部位に応じたプレートの選択に関しては，咬筋の付着部位である頬骨下稜や下顎骨，咬合に力のかかる上顎骨では，強い固定力と牽引力のあるチタンプレートを使用することが望ましいと考えられる．同部位での後戻りは咬筋による影響が大きく，またチタンプレートの枚数により固定の強度は増加すると報告されている[15]．また，吉岡らは，両側下顎枝矢状分割術において吸収性プレート（Neofix®）およびチタン製ミニプレートを用いて術後合併症を比較しており，吸収性プレート群におけるプレート破損の発生率は2.7%（110例中3例）であり，チタンプレート群では0%（90例中0例）であった．2群間で合併症の発生率に統計学的有意差は認められなかったものの，吸収性プレートの使用は，負荷の低い状況での使用が望ましいと報告している[16]．一方，プレート抜去時の再切開により拘縮をきたす可能性のある眼窩下縁，プレートの抜去が困難な眼窩内や蝶頬骨縫合部，また術野が浅く固定操作が容易である眼窩外側縁・頬骨弓・鼻根部・前額部には吸収性プレートを用いるのが望ましいと考えられる．

また骨折線を多数有する骨折の場合は，整復の際に指標として遊離骨片を利用することが多く，その場合は操作性の良さからチタンプレートが適している症例が多いと考えられる．

なお，Wittwerらは，頬骨骨折治療における吸収性プレート3種類の比較の中で，一部の症例にチタンプレートを併用している．チタンプレートと吸収性プレートの併用に関する論文ではないため，使い分けの定義は明記されていないが，固定力不足の場合および遊離骨片など小さな骨片の固定時にチタンプレートを用いており，我々の使用方法と同じであった．またチタンプレートと吸収性プレートの併用に伴う有害事象はなく，骨折の治癒および術後合併症に関して，吸収性プレート単独群とチタンプレートとの併用群との間で有意差はなかったとしている[17]．過去に顔面骨骨折に対してチタンプレートと吸収性プレートを併用した治療の報告は我々が渉猟し得た限りではWittwerらの報告の他には存在せず，今後，症例の検討が望まれる．顔面骨骨折のプレート固定において，チタンプレートと吸収性プレートのそれぞれの利点を最大限に活用した本法は，吸収性プレートがチタンプレートに完全に取って代わる日が訪れるまで顔面骨骨折において有効な治療法の1つであると考えられる．

まとめ

顔面骨骨折の治療における，チタンプレートと吸収性プレート，それぞれの利点・欠点を挙げるとともに，その使い分けをまとめた．吸収性プレートの欠点を補うソニックウェルドRx®システムも加わり，各症例のプレート選択の参考になれば幸いである．

また，種々のプレートを選択することができる現在，OPS法は"適材適所"の概念のもとに最適なプレートを選択するという，最善の治療結果を追

表1. チタンプレートと吸収性プレートの主な使い分け

チタンプレート
• 骨の偏位が強い時
• 牽引しながら固定したい時
• 多発骨折で固定箇所が多く時間を要す時
• 術者が吸収性プレートに慣れていない時
• 術野が深くて狭いなど，操作性が悪い時
吸収性プレート
• 骨折箇所が少ない時
• 小児例
• 皮膚が薄くプレートを触知しそうな時
• 抜釘の再手術が困難な部位

求した方法である．この方法を使う際にも，症例
ごとにプレートを選択する際にも，最良の選択が
できるように様々なプレートの固定方法を熟知
し，手技を獲得している必要がある．

参考文献

1) 徳中亮平ほか：頭蓋顎顔面領域における生体内分解吸収性骨接合材料の臨床評価．昭和医会誌．**72**：222-228, 2012.
2) 徳中亮平ほか：頭蓋顎顔面領域における生体内分解吸収性骨接合材料の中長期における臨床評価．形成外科．**58**：1377-1383, 2015.
3) 栗原秀徳ほか：生体吸収性材料（LactoSorb®）による眼窩骨折治療の臨床学的検討．形成外科．**56**：213-221, 2013.
4) 根本　充ほか：生体吸収性素材による顔面骨骨折の治療について―チタン製ミニプレートシステムと比較して―．日外科系連会誌．**25**(1)：10-14, 2000.
5) 高正　圭ほか：小児開頭術における生体吸収性プレート固定システム SonicWeld Rx® system の有用性．脳神経外科．**46**：379-384, 2018.
6) 榎本　格ほか：超音波溶解吸収性プレート（ソニックウェルド Rx® システム）を用いた頬骨骨折の治療経験．日形会誌．**40**：407-413, 2020.
7) 山下昌信：プレート・スクリュー―頭蓋顎顔面外科におけるプレート・スクリュー固定の歴史―．形成外科．**61**：380-388, 2018.
8) Schortinghuis, J., et al.：Complications of internal fixation of maxillofacial fractures with microplates. J Oral Maxillofac Surg. **57**：130-135, 1999.
9) Thoren, H., et al.：Symptomatic plate removal after treatment of facial fractures. J Craniomaxillofac Surg. **38**：505-510, 2010.
10) Hanson, J., et al.：National hardware removal rate associated with internal fixation of facial fractures. J Oral Maxillofac Surg. **69**：1152-1158, 2011.
11) Michael, A. C., et al.：Stability of midface fracture repair using absorbable plate and screw system pilot holes drilled and pin placement at angles other than 90°. JAMA Facial Plast Surg. **16**：42-48, 2014.
12) 三川信之ほか：吸収性プレートによる異物肉芽腫の1例．日形会誌．**26**：34-38, 2006.
13) Bergsma, E. J., et al.：Foreign body reaction to resorbablepoly(L-lactide) bone plates and screws used for the fixation of unstable zygomatic fractures. J Oral Maxillofac Surg. **51**：666-670, 1993.
14) Eppley, B. L., Reilly, M.：Degration characteristics of PLLA-PGA bone fixation devices. J Craniofac Surg. **8**：116-120, 1997.
15) Hanemann, M. Jr., et al.：A comparison of combinations of titanium and resorbable plating systems for repair of isolated zygomatic fractures in the adult：a quantitative biomechanical study. Ann Plast Surg. **54**(4)：402-408, 2005.
16) Yoshioka, I., et al.：Comparison of material-related complications after bilateral sagittal split mandibular setback surgery：biodegradable versus titanium miniplates. J Oral Maxillofac Surg. **70**(4)：919-924, 2012.
17) Wittwer, G., et al.：Complications after zygoma fracture fixation：Is there a difference between biodegradable materials and how do they compare with titanium osteosynthesis? Oral Surg Oral Med Oral Pathol Oral Radiol Endod. **101**：419-425, 2006.

PEPARS No.180：27-36, 2021

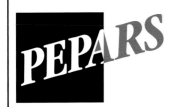

◆特集／顔面骨骨折を知り尽くす

鼻骨骨折・鼻篩骨骨折整復術の要点：
新鮮鼻中隔骨折，短鼻予防の重要性
—C ワイヤーとレントゲンフィルムを用いた
新鮮鼻中隔骨折の新たな固定法—

森島　容子*

Key Words：鼻骨骨折(nasal fracture)，鼻中隔骨折(nasal septal fracture)，鼻篩骨骨折(nasal ethmoid fracture)，キルシュナー鋼線固定(Kirschner wire fixation)

Abstract　　鼻骨，篩骨部位は顔面正中に位置し前方からの外傷を受けやすい．鼻骨骨折は日常我々がよく遭遇し，若手医師の執刀も多く手技が容易にとられがちで，整復不足となる症例は比較的多く，後戻りをしばしば認める．我々はこの原因は発生機序や骨折の部位，程度からの術前シミュレーション計画の不足や，特に重視している見逃されがちな鼻中隔骨折の合併と考えている．一方，鼻篩骨骨折は鼻根部の骨折で陥凹し鞍鼻や短鼻をきたす．構造が複雑で鼻骨，篩骨，前頭骨鼻部，上顎骨前頭突起，涙骨，眼窩内側壁に骨折が及び涙道や鼻前頭管，内眼角靭帯の損傷を合併するため，治療が不適切であると長期にわたり様々な問題を生ずる．特に鼻腔粘膜の破壊を伴う場合，受傷早期に破壊粘膜が拘縮し再建が困難になるため，できるだけ早期の治療が望ましい．我々が行うキルシュナー鋼線とプラスチックフィルム固定による早期治療について述べる．

はじめに

　外鼻は顔面で突出しており外観の印象は大きく，整容的にも重要である．ごくわずかなズレや凹みで顔面の印象を変えてしまい，これが自身のコンプレックスにもなり得る．鼻骨骨折は日常診療で高頻度に遭遇する外傷であり，形成外科では初歩的な手術の印象から若手医師の執刀も多い．一般的に若年層に見られる印象だが，近年は中高年のジョギングなどのスポーツブームや高齢化に伴う交通事故や転倒など，各年齢層の受傷が多くなった．治療である鼻骨骨折徒手整復術は最近では超音波ガイド下で行うが，盲目的に行われることもあり手技の習得は非常に重要である．整復手技は容易であるように思われ短期間のfollowで終診となるが，長期間経過観察していると整復不足による変形の残存や後戻りをきたすことも比較的

多い．この原因は発生機序や骨折の部位，程度からの術前シミュレーションの不足や，我々が特に重視している見逃されがちな鼻中隔骨折の合併と考えている[1)2)]．一方，鼻篩骨骨折は鼻根部の骨折で陥凹し鞍鼻や短鼻をきたす．単独骨折はめずらしいが，中顔面の粉砕骨折や，顔面多発骨折では他の骨折との合併骨折としてみられることが多い．構造が複雑で鼻骨，篩骨，前頭骨鼻部，上顎骨前頭突起，涙骨，眼窩内側壁に骨折が及び涙道や鼻前頭管，内眼角靭帯の損傷を合併するため，治療が不適切であると長期にわたり様々な問題を生ずる．特に鼻腔粘膜の破壊を伴う場合，受傷早期に破壊粘膜が拘縮し再建が困難になるためできるだけ早期の治療が望ましい[3)]．鼻骨骨折治療については以前のPEPARSや教科書などで様々な素晴らしい報告がなされており，また鼻篩骨骨折についても治療計画や部位別損傷において各論的，詳細なテキストが散見されるため，本稿では我々が行うキルシュナー鋼線とプラスチックフィルム固定による早期治療に重点をおいて述べる．

＊　Yoko MORISHIMA，〒503-8502　大垣市南頬町4丁目86番地　大垣市民病院形成外科，部長

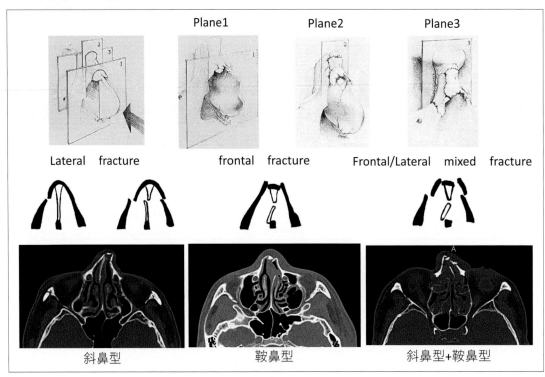

Plane1　　　　　Plane2　　　　　Plane3

Lateral　fracture　　　　frontal　fracture　　　Frontal/Lateral　mixed　fracture

斜鼻型　　　　　　　　　鞍鼻型　　　　　　斜鼻型+鞍鼻型

図 1. 鼻骨骨折の分類（文献 5，6 より引用）
Stranc and Robertson 分類（上），島田らの分類（中）と鼻骨骨折 CT 画像（下）による大別

鼻骨骨折

　鼻骨，上顎骨前頭突起，鼻中隔骨折を総称する．変形形態では斜鼻型，鞍鼻型，斜鼻型と鞍鼻型の混合型に大別される[4]（図1）．損傷の深さの程度で分類した Stranc and Robertson 分類[5]や島田らの分類があるが[6]（図1），我々は Stranc らの plane 3，島田らの bilateral fracture，mixed fracture で，鼻骨の支えの役目である鼻中隔の骨折を伴う場合は，不十分な整復によって変形の残存や再発，鼻閉などの後遺症[7]が問題となるため特に注意している．また上顎骨の前頭突起骨折は鼻の外傷にしばしば合併するが，我々は鼻中隔同様，鼻骨の基盤として考えている．また外側鼻軟骨は鼻骨に付着しているため，鼻骨のわずかな骨折でも鼻尖に変形をきたす[8]．鼻骨，支柱である鼻中隔と上顎骨前頭突起，外側鼻軟骨のそれぞれの損傷の程度により手術方法を選択している．診断は視診，触診，超音波，鼻骨 X 線（軸位，側面）にて斜鼻変形，鞍鼻変形の診断を行う．CT は鼻中隔の状態，他の骨折の合併（篩骨，上顎骨前頭突起，眼窩骨）も詳細に確認でき，また 3D-CT を構築する

と 3 次元で構造を理解できるため確定診断のために必ず施行している．手術適応に関しては，これらの検査で新鮮鼻骨骨折の診断がつく症例は基本的には適応と考えている．

1. 治　療

　手術は一般的に局所粘膜浸潤麻酔，神経ブロックの併用で行うが，小児例や複雑な骨折の場合は全身麻酔経口挿管下で行うようにしている．局所粘膜浸潤麻酔はボスミン添加4%に浸したタンポンガーゼを上鼻道上端，鼻甲介，鼻中隔粘膜と鉗子が当たる部位に浸潤するように鼻鏡で展開し耳鼻科用鑷子で下方から上方へ持ち上げて浸潤させる．10 分待機し同じ操作を繰り返しさらに 10 分待機する．授動に移る前に我々は眼窩下神経，滑車下神経，前篩骨神経の神経ブロックを行っている．10 分程度で腫れが治まるので処置に移る．

2. 整復術の選択

　鼻骨骨折の多くは非観血的アプローチで治療ができるが，前述したように我々は鼻中隔，上顎骨前頭突起を鼻骨の支えとして重要視し，鼻中隔骨折の有無，上顎骨前頭突起骨折の有無で手術法を選択している．

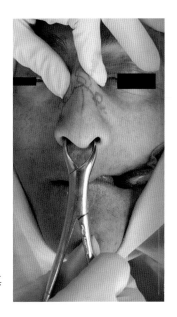

図 2.
整復写真

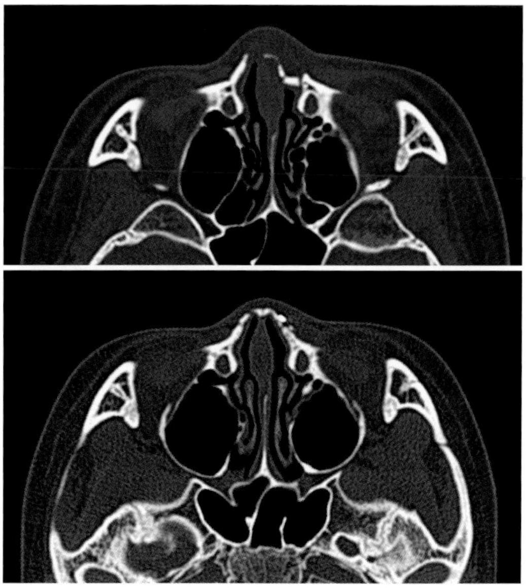

図 3. 上顎骨前頭突起骨折合併例
a：術前 CT 画像
b：術後 CT 画像．マイクロプラスプレートで
　左右の前頭突起を固定した．

A．鼻骨骨折のみの場合

　非観血的整復術は鼻骨骨折単独または鼻骨骨折と軽度な鼻中隔合併骨折，鼻骨骨折と小骨片の上顎骨前頭突起合併骨折の場合に行っている．Walsham 型鉗子や Asch 型鉗子，小指による整復法[9]があるが，我々は主に Walsham 型鉗子を使用している．小児の場合は上鼻道が小さく狭いため鉗子が挿入困難なことがあるが，この場合はモスキートペアンや先端が細くて薄いエレバトリウムなどの骨膜，粘膜剥離子などの手術器具を併用している．骨折部位を触知しながら Walsham 型鉗子を鼻内の骨折部へ挿入し，鼻中隔と鼻骨部を挟み鼻中隔の整復も意識しながら前方へ授動する（図2）．持ち上げ浮かせた鼻骨を正しい位置に乗せて治すイメージで行う．過矯正に整復し慎重に指で押し戻してもよい．次に左右の鼻骨それぞれに Walsham 型鉗子を鼻腔側と皮膚側から鼻骨を挟み整復し，またエレバトリウムを使用し左右の骨片を整復する．整復終了後は超音波検査や CT，X 線撮影により整復の評価を行うが整復が不十分な場合は再度整復する．固定は内固定と外固定を行う．内固定は軟膏ガーゼを鼻腔内に充填する．軟膏ガーゼ挿入は局所粘膜浸潤麻酔時と同様に上鼻道上端から順に重ねて下から持ち上げるように左右バランスよく固定する．通常内固定は 5 日間行い抜去する．外固定も同時に行う．下からの内固定に対し外固定は皮膚側から挟みこんで固定し

外鼻の形状保持，腫脹予防，保護目的にスプリント固定をする．我々は熱可塑性樹脂で作成したギプスを 2 週間装着しているが，1 週間で腫れが治まりスプリントに隙間ができるため再度スプリントを作成しさらに 1 週間の固定を行う．またフェイスガードの作製を患者に提案するが高価なため希望する患者は少ない．よく経験することであると思うが内固定の鼻粘膜刺激で鼻汁が増え，くしゃみで内固定が取れてしまい，内固定の苦痛を訴える患者もいるため抗アレルギー剤の内服を処方している．

B．鼻骨骨折・上顎骨前頭突起骨折の場合

　上顎骨前頭突起骨折の合併がある場合，一般的には軽視されやすく整復も非観血的整復術で鼻骨骨折と同時に行われる．突起部の一部のわずかな骨折の場合は問題ないが，骨片が大きい場合，粘膜側に落ち込んだ上顎骨前頭突起の非観血的な整復は不十分になりやすく，術後はこの部位にシャドーを入れたような凹みが残存することから，我々は 10 年ほど前から前頭突起骨折直上の皮膚を小切開して 1.0～1.3 mm のマイクロプレートで正しい位置に固定し，鼻骨の基盤を整えた上で鼻骨の整復を行っている（図3）．このプレート固

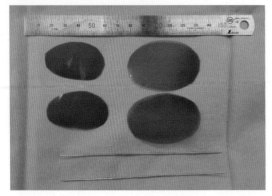

図 4. 1.1 mm キルシュナー鋼線と楕円形に
切ったレントゲンフィルム

定を行うことで内固定の不足やズレの心配はなく
なり確実な整復が可能になった．手術は全身麻酔
で行っている．

C．鼻骨骨折・鼻中隔骨折，鼻骨粉砕骨折の場合

　軽微な鼻中隔骨折は含めない．鼻骨や鼻中隔が
広範囲で粉砕される症例について述べる．主に
Stranc and Robertson 分類の plane 3[5]や島田らの
分類による frontal fracture, lateral fracture bilat-
eral type, frontal/lateral mixed fracture[6]を適応
としている．鼻中隔は鼻骨の支えとして重要で，
骨折すると整復不足や後戻りをきたし 60% に斜
鼻，鞍鼻変形をきたすと言われている[1)2]．鼻中隔
軟骨と軟骨膜が断裂損傷し，鼻中隔血腫を生じ

る．これにより鼻中隔粘膜の線維化や瘢痕拘縮が
広がり整復が困難になるだけでなく，軟骨の虚血
から感染や軟骨壊死をきたすことがあり，我々は
受傷早期に手術することを心がけている．方法は
まず非観血整復術と同様の操作を行う．鼻骨を整
復後，鼻中隔を Walsham 型鉗子や Asch 型鉗子で
左右をしっかり挟み，前下方に鼻骨とともにしっ
かり引き上げる．一旦は整復位が保持できても軽
度の外力で再転位することが多いため，我々は独
自の方法でキルシュナー鋼線とプラスチックフィ
ルムによる固定を行っている．キルシュナー鋼線
のみの固定の報告はいくつか散見し[6)10)11]試みた
が，外力による安定性に若干欠け瘢痕が残存する
ため，我々はフィルムを 2 枚追加することでより
固定性を増すことができた．キルシュナー鋼線は
1.1 mm を 2 本，プラスチックフィルムは約 3
cm×6 cm の楕円形に切ったレントゲンフィルム
を 2 枚作製し準備する（図 4）．プラスチックフィ
ルムに関して，我々はこれまで様々な材質を試み
たが，鼻腔内への挿入のしやすさ，鼻骨や鼻中隔
に対する支持力，キルシュナー鋼線の挿入が可能
であることを考慮してレントゲンフィルムを使用
している．楕円形に切り取ったレントゲンフィル

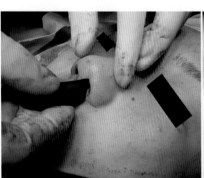
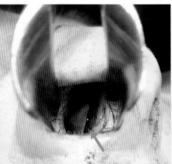
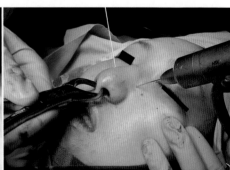
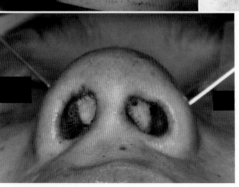

図 5.
キルシュナー鋼線とプラスチックフィルムでの固定の実際

a	b	c
d		

　a：Walsham 型鉗子で鼻骨整復後にレントゲンフィル
　　　ムを鼻腔内に挿入
　b：フィルムが曲がりなく鼻中隔に沿うのを確認
　c：Walsham 型鉗子で前下方に引きながら 1.1 mm キル
　　　シュナー鋼線を対側の上顎洞に挿入
　d：軟膏ガーゼを内固定で挿入したところ．鋼線の上に
　　　留置できている．

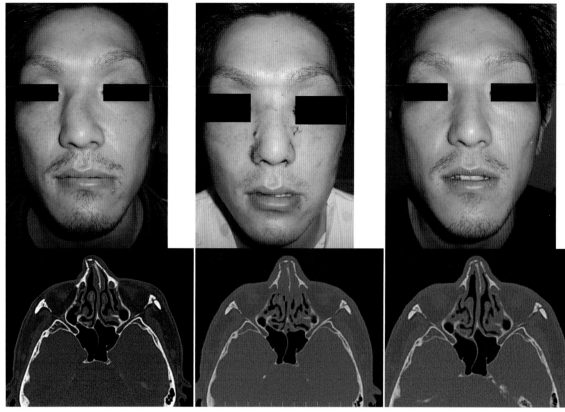

a | b | c

図 6. 症例 1：写真と CT 画像
 a：術前
 b：キルシュナー鋼線とレントゲンフィルムによる整復術翌日
 c：術後 2 年

ムを両側鼻腔内の鼻中隔粘膜に接するように挿入
する（図 5-a）．鼻腔内でレントゲンフィルムが折
れ曲がらないこと，鼻中隔に真っすぐ沿って外鼻
の支柱になるように大きさを適宜調整する（図 5-
b）．その後 Walsham 型鉗子で挿入したレントゲ
ンフィルムと鼻中隔を挟み込み，外鼻が良好な位
置になるよう前方に牽引する．その状態を保持し
たまま，経皮的に，キルシュナー鋼線を対側上顎
洞内に向け挿入する（図 5-c）．挿入した左右のキ
ルシュナー鋼線は，鼻腔内を通りレントゲンフィ
ルムと鼻中隔を貫通し，対側上顎骨を突き抜ける
ことにより強固な固定性が得られる．鼻骨が粉砕
骨折している場合はさらに軟膏コメガーゼ 1, 2 枚
で鼻骨を下から持ち上げるように挿入，充填す
る．軟膏ガーゼはキルシュナー鋼線の上に乗る形
になるため術後に排出することはなく，鼻骨の内
固定も確実にできる（図 5-d）．手術操作は 15 分程
で終了する．上顎骨前頭突起骨折を合併した場合

は観血的にマイクロプレートで固定しキルシュ
ナー鋼線の挿入は同部を避けて行う．整復翌日は
必ず CT 検査で整復とキルシュナー鋼線の挿入位
置の確認を行う．上顎洞ではなく皮下に挿入した
り，上顎洞を超えて歯根に当たる場合もあるた
め，こういった場合はキルシュナー鋼線を引いた
り，挿入角度を変えて再挿入する．軟膏コメガー
ゼは鼻骨単独骨折に準じて術後 5 日目に抜去す
る．整復後に生じる鼻中隔の偏位を戻すのは困難
であり，後戻りをなくすためにキルシュナー鋼線
とフィルムは 2〜4 週間留置し，外来にて抜去す
る．

3．症　例
　症例 1：28 歳，男性
　ボクシングの試合中に受傷した．鼻骨鼻中隔骨
折に対し全身麻酔下にキルシュナー鋼線とレント
ゲンフィルムによる整復固定術を施行した（図6）．

鼻篩骨骨折

鼻篩骨骨折は鼻根部に強い外力が加わり，鼻骨および周囲組織が篩骨へ嵌入する骨折である．鼻根部は陥凹し鞍鼻や短鼻をきたす．鼻骨骨折よりも深部に及び鼻骨，前頭骨鼻部，上顎骨前頭突起，篩骨，涙骨，眼窩内側壁，眼窩下縁内側部に及ぶ．Le Fort Ⅱ，Ⅲ型骨折や頬骨骨折，前頭骨骨折，前頭蓋底骨折を合併し涙道損傷や前頭洞の損傷をきたす．生理的機能として重要な組織が複合体となり，解剖学的にも構造が複雑であるため1つ1つの組織を評価し早急に治療しなければならない．画像診断はX線，CTが有用だが，CTは必須で必ず3D構築している．骨折の粉砕程度を把握し整復，プレートの固定部位の検討をする．また前頭洞，篩骨洞，眼窩壁，鼻涙管，鼻道を評価する．内眼角靭帯は視診，触診で断裂や転位を評価する．涙道についても損傷の程度や損傷部位を評価しなければならない．涙点から生理食塩水を注入して損傷部位を診断する．鼻篩骨骨折は頭蓋底骨折の合併が多く髄液漏に注意が必要である．嗅覚が脱失していることもあるが，髄液漏や鼻閉の存在により術後に気づかれることも多いため，注意が必要である．

1．治　療

鼻篩骨周囲の損傷は組織の線維化，瘢痕化が早く，早々に短鼻をきたす．ひとたび短鼻変形をきたすと整復は非常に困難で満足する結果が得られ難い．高エネルギー外傷による受傷機転も多く，頭蓋骨骨折や髄液漏など全身の合併損傷のために生命に影響する治療が優先され形成外科手術は後回しになる．我々は整復術の遅れが粘膜や粉砕骨片の線維化，瘢痕化をきたして拘縮し，整復不足や固定不足によって後戻りの原因になると考えている．これらの予防のために，受傷初期に組織拘縮に負けない外鼻錐体の整復，維持が重要で[11]，鼻篩骨，鼻中隔を引っ張って伸ばし強固に固定する方法を，前述したキルシュナー鋼線とプラスチックシートの使用で，受傷3日以内に前処置と

して全身麻酔下に行っている．この前処置により鼻を引っ張り固定することで拘縮予防をしておけば，メインである整復固定手術は全身状態が安定した後に拘縮の影響が少ない状態で行うことができる．全身状態に問題なければ受傷早期に手術を行う．整復術の切開アプローチは局所切開あるいは冠状切開，眼窩内側切開，眼窩下縁切開などである．粉砕した骨片を1つ1つ左右，上下のバランスを考え解剖学的な骨構造を念頭に固定する．鼻根部や鼻背部が安定し支持がある場合はプレートを使用して鼻骨前頭縫合と上顎骨前頭突起の骨片を正確に整復固定している．しかし粉砕骨折で鼻根部が陥凹し，鼻根部，鼻背の支持性が失われている場合や，骨欠損がある場合には，骨移植で欠損部を埋めるばかりでなく骨の連続性を再建する一期的頭蓋骨外板移植による cantilever bone graft を行っている．この場合も前処置のキルシュナー鋼線とフィルムによる固定さえ行っておけば粘膜拘縮が生じないため cantilever bone graft の挿入スペースが確保でき，bone graft よる鼻尖挙上の強調[3]を予防できる．またこの操作により篩骨骨切り・骨移植[12]を回避できると考えている．確実な骨性整復固定で硬組織の再建ができても，術後の短期間で粘膜や軟組織が拘縮し短鼻変形を認めることがある．そのため，我々は術直後にもキルシュナー鋼線とフィルムによる固定を行い，瘢痕拘縮のピークを越える約6週間まで固定している．

内側壁骨折の整復では我々は骨移植を行わず，欠損が眼窩底に及ぶような大きい場合はオルビタルチタンプレートを使用し，骨欠損が小さい場合はスーパーフィクソーブMXシートプレートを使用して再建している．

内眼角靭帯においては受傷前の状態に整復することは非常に重要である．外傷性眼隔離開を残さないように硬組織に固定し，両側性で内眼角靭帯が骨片から剥脱される場合は左右の内眼角靭帯に直接上下でワイヤーや3-0，2-0 ナイロン糸をかけ transnasal wiring を行う[13]．術後の経過で多少の

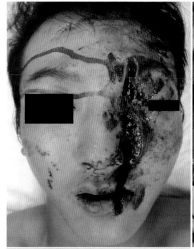
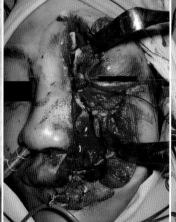
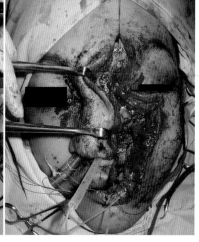
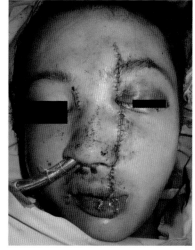

図 7.
鼻篩骨骨折，前頭骨骨折，眼窩骨折，上顎骨折，硬口蓋骨折．受傷当日に手術を行った症例

a	b	c
d		

　　a：受傷時

　　b：創部を剝離し損傷を確認．硬口蓋骨折に対しワイヤー固定牽引，内眼角靱帯に糸を縫合

　　c：骨折部は整復し骨欠損部は骨移植してプレート固定した．
　　　　前頭洞の処理：前頭洞から鼻腔へドレーン留置し鼻前頭管の確保
　　　　涙道処置：涙小管，涙嚢吻合
　　　　内眼角靱帯の処理：対側眼窩内側に切開し transnasal wiring

　　d：術直後

ゆるみがあるため内側に向かって過矯正気味に固定している．涙道損傷については損傷の有無，程度，損傷部位を特定する必要がある．軟部組織損傷を合併することも多く可能な限り一時修復を行う．一般に涙小管や涙嚢の鈍的断裂では縫合時やその後も涙小管チューブやシリコンステントが留置されるが，我々は涙小管断裂時に片側用涙道チューブ MONOKA を好んで使用している．断裂した鼻側涙道断端を探した後，誘導鈍針ガイドを涙点から挿入して，鼻側涙道断端，涙嚢，鼻涙管の順に通して鼻涙管下部開口部へ送り込み鼻腔内に出たガイドをフックや鉗子で引っ張り外側に出す．涙点には留置固定のプラグがあるため抜ける心配が少なく，鼻腔外側に出たガイドを引っ張ると涙点側の涙小管断端を引き寄せることができ簡

単に吻合できる．また涙嚢シリコンステント内にも留置できる利点があるため使用しやすい．前頭洞は囊胞化を予防するために鼻腔化，頭蓋化の必要がある．前頭洞後壁骨折がなければ前壁を修復し術中にドレーンを前頭洞から鼻腔へ留置し鼻前頭管を確保する．後壁に骨折がある場合は，後壁を取り除いて頭蓋化を行う．髄液漏を伴う硬膜損傷が大きい場合や前頭骨骨折の偏位，頭蓋内損傷が合併する場合は脳神経外科医との協力の上治療する（図 7）．

2．症　例

症例 2：23 歳，男性

　交通事故にて受傷した．鼻篩骨前頭骨骨折，頭蓋底骨折，髄液漏があった．受傷 2 日目にキルシュナー鋼線とレントゲンフィルムによる鼻中隔

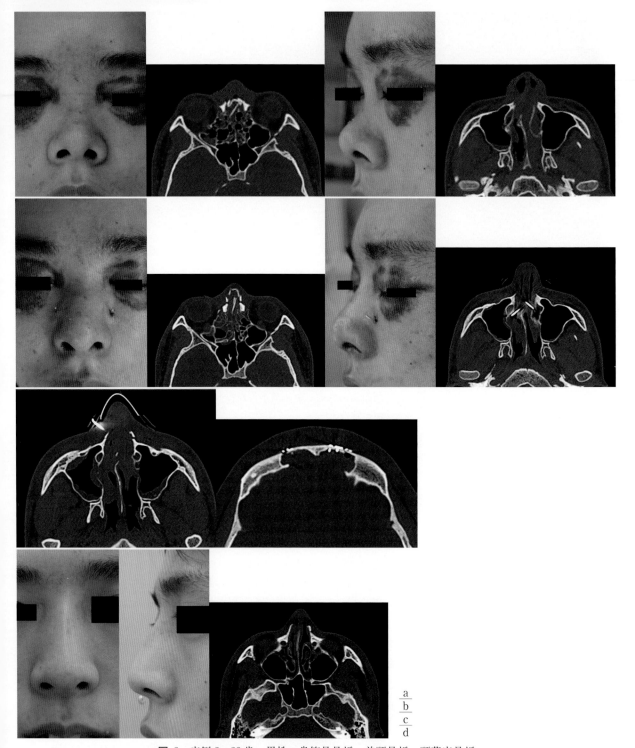

図 8. 症例 2：23 歳，男性．鼻篩骨骨折，前頭骨骨折，頭蓋底骨折

a：術前

b：受傷 2 日目に前処置でキルシュナー鋼線とレントゲンフィルムによる鼻中隔の牽引と固定術を施行した．

c：受傷 11 日目に頭蓋底再建と鼻篩骨の整復術固定術を行い，術翌日に撮影した CT 画像

d：術後 3 年

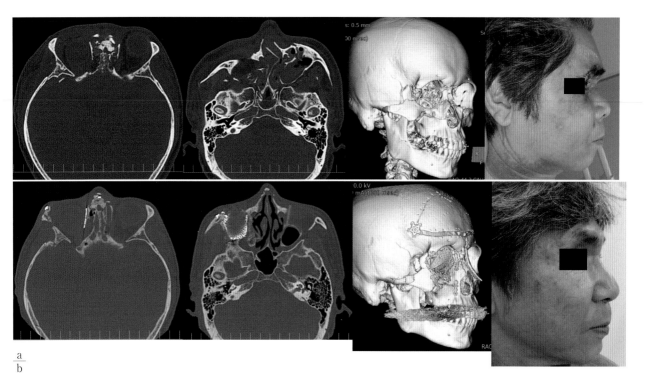

図 9. 症例 3：63 歳, 男性. Le Fort Ⅰ・Ⅱ・Ⅲ型骨折, 頭蓋底骨折, 右眼球破裂
受傷 3 日目に頭蓋底再建とともに整復術を行った.
鼻根部, 鼻背の支持性が失われたため, 一期的頭蓋骨外板移植による cantilever
bone graft を行っている.
　a：術前
　b：術後 5 年

の牽引固定を行い, 受傷 11 日目に頭蓋底再建と鼻
篩骨骨折整復術を行った. 術後 3 年が経過したが,
短鼻, 鞍鼻は認めない（図 8）.

症例 3：63 歳, 男性

機械に顔面を挟まれて受傷した. 受傷 3 日目に
頭蓋底再建とともに顔面の整復術を施行した. 鼻
根部と鼻背の支持性が失われたため頭蓋骨外板に
よる cantilever 型骨移植を行った. 術後は 6 週間
キルシュナー鋼線とレントゲンフィルムによる固
定を行った（図 9）.

まとめ

鼻骨骨折と鼻篩骨骨折について我々の行ってい
る治療方法について述べた. 複雑な鼻骨骨折では
整復不足や後戻りを予防するために鼻骨の土台と
なる上顎骨前頭突起と鼻中隔の骨折を見逃さずに
整復し, より支持性の高い固定にすることが望ま
しい. 鼻篩骨骨折ではさらに骨折や周囲組織の損

傷程度を把握し, 骨片や軟部組織の拘縮によって
起こりやすい短鼻, 鞍鼻に対し, 受傷早期と術後
にキルシュナー鋼線とレントゲンフィルムによる
固定で予防する一連の治療が有用である.

参考文献

1) DeFatta, R. J., et al.：Comparison of closed reduc-
tion alone versus primary open repair of acute
nasoseptal fractures. J Otolaryngol Head Neck
Surg. **37**：502-506, 2008.
2) Arnold, M. A., et al.：Septal fractures predict
poor outcomes after closed nasal reduction：
retrospective review and survey. Laryngoscope.
129：1784-1790, 2019.
3) 矢野浩規, 平野明喜：【救急で扱う顔面外傷治療
マニュアル】救急で扱う顔面外傷治療マニュアル
鼻篩骨骨折　PEPARS. **61**：21-29, 2012.
4) Manson, P. N.：Facial fractures. Mathes, S, J., ed.
Plastic Surgery vol 3. 187-208, 305-330, Sanders
Elsevier, Philadelphia, 2005.

5）Stanc, M. F., Robertson, G. A. : A classification of injuries of the nasal skeleton. Ann Plast Surg. **2** : 468-474, 1979.

6）島田賢一, 亀井康二：鼻骨骨折のキルシュナー鋼線固定法と CT 像による評価. 日形会誌. **16** : 314-319, 1996.

7）Younes, A., Elzayat, S. : The role of septoplasty in the management of nasal septum fracture : a randomized quality of life study. Int J Oral Maxillofac Surg. **45**(11) : 1430-1434, 2016.

8）楠本健司：鼻骨骨折. AO 法骨折治療 頭蓋顎顔面骨の内固定. 233-242, 医学書院, 2017.

9）市田祐之, 小室裕造：小指による鼻骨骨折整復術. 形成外科診療プラクティス 顔面骨骨折の治療の実際. 188-191, 文光堂, 2010.

10）Burn, J. S., Oh, S. J. : Indirect open reduction through intercartilaginous incision and intranasal Kirschner wire splinting of comminuted nasal fractures. Plast Reconstr Surg. **102** : 342-349, 1998.

11）Yabe, T., Ozawa, T. : Treatment of nasoethmoid-orbital fractures using Kirschner wire fixarion of nasal septum. J Craniofac Surg. **22** : 1510-1512, 2011.

12）平野明喜：外傷性鞍鼻や短鼻に対する鼻篩骨骨切り術. 日形会誌. **20** : 411-416, 2000.

13）石田有宏：イントロダクション鼻篩骨の治療計画. 形成外科診療プラクティス 顔面骨骨折の治療の実際. 147-155, 文光堂, 2010.

PEPARS No.180：37-48, 2021

◆特集／顔面骨骨折を知り尽くす

頬骨骨折・眼窩骨折整復術の要点

塗 隆志[*1] 上田晃一[*2]

Key Words：眼窩骨折(blowout fracture)，頬骨骨折(malar bone fracture)，手術加療(surgical treatment)

Abstract 頬骨骨折および眼窩骨折は鼻骨に次いで形成外科では頻繁に経験する骨折形態である．軟部組織と異なり，骨折の治療は移動した骨を元の位置に戻して固定するというもので，必ず正解が存在する．一方で顔面骨は言うまでもなく顔面の骨格を形成しており，誤った整復を行うとその上の軟部組織にも変形をきたしてしまう．顔面骨の治療で最も重要なことは術前画像から骨折の形態を理解し，どの方向に整復を行うかである．名称は同じでも受傷機転や外力の加わり方によって骨折の形態は様々であり，症例に合わせて様々なアプローチやテクニックを使い分ける必要がある．今回は頬骨骨折と眼窩骨折治療の要点をまとめた．

はじめに

骨折の治療は外傷によって偏位した骨を元の位置に戻して固定するシンプルなものであり，軟部組織の再建と異なりゴールが明確である．一方で顔面骨は顔面の機能および形態の礎を形成している部分でもあり，再建の基本と要点を把握しておくことが重要である．今回は頬骨骨折と眼窩骨折治療の要点をまとめた．

頬骨骨折

1．頬骨骨折整復の要点

頬骨は顔面の側方に張り出した部分で，前頭頬骨縫合，頬骨上顎縫合，蝶形頬骨縫合，側頭頬骨縫合で周囲の骨と接合している(図1)．この接合

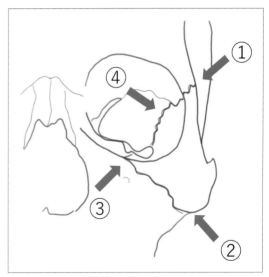

図1．頬骨と周囲の骨および縫合線
① 前頭頬骨縫合，② 頬骨上顎縫合（頬骨下稜部），③ 頬骨上顎縫合（眼窩下縁部），④ 蝶形頬骨縫合．頬骨骨折の整復術においては①，②，③ もしくは ④ のうち3点で整復位が得られていることを確認する必要がある．

---

*1 Takashi NURI, 〒569-8686 高槻市大学町2-7 大阪医科薬科大学形成外科，准教授
*2 Koichi UEDA, 同，教授

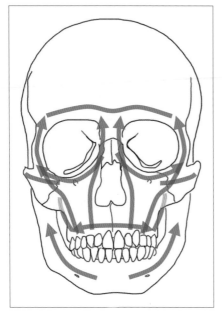

図 2.
顔面骨の梁構造（buttress）
頬骨は眼窩下縁の水平方向と外側の縦方向の
梁構造を形成する.

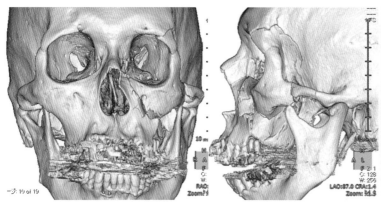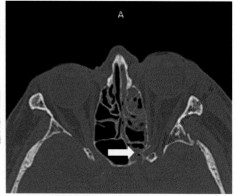

図 3. 左頬骨骨折に鼻篩骨骨折と蝶形骨骨折を合併している症例　　　　　　　　　a｜b｜c
前面から(a)の画像では頬骨骨折および鼻骨骨折を認める. 側面像(b)では蝶形骨にも
骨折が及んでいることがわかる. 水平断(c)では蝶形骨が内側へ偏位し, 視神経管（矢
印）にも変形をきたしていることがわかる. 頬骨側方から蝶形骨大翼方向（点線矢印）
に強い外力が加わったことによる.

部は力学的弱点となり, 顔面の側方から強い外力
が加わると, この部分に骨折を生じる. 外力の強
さや方向により, 周囲に第3骨片を生じることが
あるが, ほとんどがen-bloc骨折の形態となる[1].
頬骨骨折の整復の目的は整容面のみならず, 眼窩
下縁から頬骨を通る水平の梁構造（horizontal
buttress）と, 上顎外側から前頭骨へ至る縦方向の
柱構造（vertical buttress）を再建することである
（図2）. また頬骨は蝶形骨の前方で眼窩外側から
下壁を形成しているため, 不正確な整復では眼球

陥凹などの変形をきたすことがある.
　頬骨骨折の治療は基本的には待機手術となる
が, 骨折周囲の瘢痕が強固になると整復が困難と
なるため受傷後2週間以内に行われることが多
い. 蝶形骨の大翼方向に対して比較的大きな外力
が加わって受傷した頬骨骨折では, 視神経管の骨
折を合併していることがある. この場合, 視機能
の精査を行い, 視神経の圧迫が疑われれば, ステ
ロイドの投与や脳神経外科医による緊急減圧術が
必要となることがある（図3）.

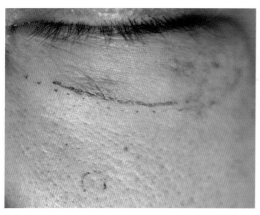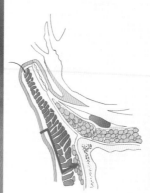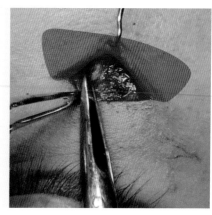

a|b|c

図 4. 左下眼瞼切開のデザインとアプローチ
デザインは下眼瞼と頬で皮膚の厚さと質が変化する瞼頬溝の頭側 1〜2 mm で切開を
行う(a). 骨までの侵入は階段状に行う(b). 皮膚切開後に眼輪筋と皮膚の間を尾側へ
剝離する. 切開よりも広く剝離を行いワーキングスペースを確保する(c).

（文献 2 より引用）

2. 骨折線へのアプローチ

骨折部へのアプローチは，下眼瞼または睫毛下
の経皮的アプローチか経結膜による眼窩下縁への
アプローチ，眉毛外側切開による前頭頬骨縫合へ
のアプローチ，口腔前庭切開による頬骨上顎縫合
（頬骨下稜部）へのアプローチなどがある. 眼窩下
縁へのアプローチには我々は下眼瞼切開を用いて
いる. 下眼瞼切開は正しいアプローチ法を習得し
ていれば，瘢痕が目立ちにくく外反は生じない.
詳細はすでに本誌 No.104 特集「これを読めばすべ
てがわかる！骨移植」(2015 年 8 月号)「Blowout
fracture における骨移植術」[2]で述べているため割
愛するが，瞼頬溝の数 mm 頭側で皮膚切開を行
い，皮膚と眼輪筋の間を尾側に 5 mm ほど剝離し
た後に眼輪筋を割いて骨膜に至ることで術後の下
眼瞼外反を予防でき，皮下組織と深部の組織との
癒着による目立つ瘢痕の形成を予防できる(図 4,
5). 骨膜は後に縫合できるようにメスで切開し，
骨膜下に剝離を進める. 眉毛外側からのアプロー
チでは側頭筋を損傷すると出血を生じるため，頬
骨前頭突起の後面の骨面に剝離子の先端を当てて
剝離を進める. 頬骨前頭突起の後面は前方に深く
入り込んでいるため，剝離子の先で常に骨を触知
するように注意が必要である. 口腔前庭切開では
第 1 大臼歯の外側あたりの頬粘膜に存在する耳下

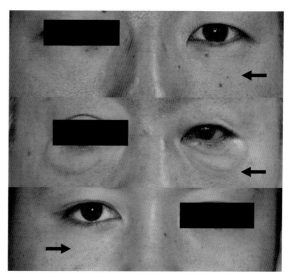

図 5. 下眼瞼切開および階段状アプローチによる術
後瘢痕(1 年). 瞼頬溝より頭側で切開を行って
いるため，瘢痕が目立ちにくい.

（文献 2 より引用）

腺乳頭を損傷しないように尾側後方まで切開を加
えることで十分な視野が確保できる. 骨膜下に剝
離を進めればほとんど出血はないが，頬骨弓の基
部には咬筋が付着しているため，むやみに剝離を
進めると出血を生じる. 剝離子の先端を骨に当て
尾側から付着面に対して頭側に向かって剝離する
か，電気メスを用いて焼灼剝離する.

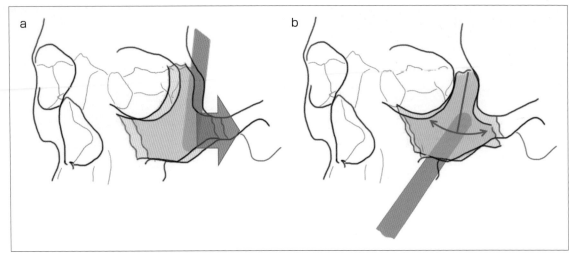

図 6. 頬骨の整復方法
眉毛外側切開からの整復では頬骨全体が前外側へ水平移動するように外力が加わる
（a）．口腔前庭切開からの整復では前頭頬骨縫合を支点として，骨を前・外側方向へ回
転移動できる（b）.

3．骨折の整復

頬骨骨折は tripod fracture と言われ，前頭頬骨縫合，眼窩下縁，頬骨下稜部の3点で整復を確認できれば，良好な整復位が得られていると判断できる（図1）．前頭頬骨縫合にほとんど骨のずれを生じていない症例では，口腔内から整復を試み，整復後にエコーを用いて前頭頬骨縫合部に偏位が生じていないことが確認できれば直視下に前頭頬骨縫合部を確認する必要はない．一方で複雑な骨折で周囲に第3骨片を生じ，上記の3点で整復位の確認ができない場合は，眼窩下縁または前頭頬骨縫合のアプローチから眼窩外側壁を展開し，蝶形頬骨縫合部で整復位を確認する必要がある．蝶形頬骨縫合が離開したままでは眼窩容積が拡大し，眼球陥凹の原因となる．

頬骨の整復には U 字起子や骨膜剥離子を頬骨の裏面に挿入して頬骨を持ち上げる方法が一般的であるが，それ以外には頬骨体部にコルクスクリュー状の T-bar スクリューを打ち込んで牽引するクローズ法[3]やミニプレート用のスクリューを打ち込んで，ワイヤーをかけて牽引する方法などがある．スクリューを用いて牽引する場合の注意事項は，1.5 mm 以上のミニプレート用のスク

リューを用いることである．マイクロプレート用のスクリューではヘッドの部分が弱く破損することがある．

頬骨の裏面に U 字起子をかけられる部位は頬骨弓の基部である．眉毛外側切開および口腔前庭切開のどちらからも頬骨の裏面に U 字起子をかけることは可能であるが，整復の方向が異なるため，骨折形態を十分に理解してから整復方法を考える必要がある．眉毛外側からの整復では頬骨全体が平行に側方へ移動される方向に力が加わる（図6）．口腔内からの整復では頬骨を前方または側方へ移動することが可能であるが，頬骨の尾側に U 字起子をかけて整復すると（前頭頬骨縫合部が移動しないように押さえてもよい）頬骨前頭縫合を支点として回転移動させることができる（図6）．すなわち頬骨前頭縫合部にほとんど骨のずれがない症例に眉毛外側からの整復を試みると，かえって前頭頬骨縫合を離開させてしまう恐れがある．この場合は口腔前庭より整復を行うことで良好な整復が得られる．術前の画像検査から骨の転位方向と効率的な整復方向について十分に検討しておくことが必要である．

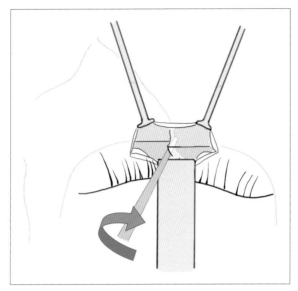

図 7.
頬骨が上顎骨に入り込んでいる場合は，眼窩下縁に剝離子を挿入
し，外側の頬骨を前外側へ押し上げるように回転させると頬骨を前
外側へ整復できる．

4．整復が難しい場合のコツ

内側への転位が高度な症例で，特に眼窩下縁で
頬骨が内側の上顎骨下へ入り込んでいる症例では
U 字起子のみでは整復が困難な場合がある．骨折
部をノミで骨切りするか，眼窩下縁に剝離子を挿
入してこれを回転させることで頬骨を前外側へ整
復できる（図 7）．注意点としては，骨が薄い部分
で同操作を行うと不要な骨の破砕を招くため骨が
厚い眼窩下縁の buttress の部分で行う．

偏位が大きい骨折では，前頭頬骨縫合，眼窩下
縁，頬骨下稜部分の 3 点を同時に合わせるのが困
難な場合がある．その際は頬骨前頭縫合または，
眼窩下縁の位置を合わせてワイヤーで固定し，同
部を支点として再度頬骨を授動し，残りの 2 点を
正しい位置に合わせる．ワイヤーをそのまま固定
に用いてもよいが，最終的にプレート固定を行う
場合はプレートを固定する部位を避けてワイヤー
をかける必要がある．

5．骨の固定

頬骨骨折の固定は前頭頬骨縫合，眼窩下縁，頬
骨下稜部（上顎頬骨縫合）での 3 点固定が基本であ
るが，偏位が軽度の場合は，周囲の骨膜により強
度が保たれているため固定を省略できると考え

る．我々の施設において頬骨の明らかな偏位を認
める頬骨骨折に対して頬骨前頭縫合・眼窩下縁の
2 点固定を基本とし，頬骨下稜に第 3 骨片を有す
る症例には頬骨下稜の固定を追加するという方針
で手術を行った91例について検討を行った．その
結果，3 点固定が50例，前頭頬骨縫合と眼窩下縁
の 2 点固定が31例，前頭頬骨縫合および頬骨下稜
の 2 点固定が 5 例，眼窩下縁および頬骨下稜の 2
点固定が 1 例，1 点固定が頬骨下稜で 2 例と前頭
頬骨縫合と，眼窩下縁が各 1 例であった．術後早
期と約 6 か月後の X 線（Waters 法）上にて左右の
眼窩上縁に沿って引いた基準線と，左右眼窩下縁
に沿って引いた線の角度を測定し，術後の頬骨の
移動を評価し 2° 以上のずれを後戻りと判断した
ところ（図 8），前頭頬骨縫合部と眼窩下縁 2 点固
定の 1 例で後戻りを認めた（表 1）．頬骨と上顎骨
または前頭骨面同士が面で接合しない場合はプ
レート固定を行う方針としたため，これらの結果
は骨の接合面が確保できる場合はチタンプレート
の固定数を省略できる可能性が示唆される結果で
あった．一方で吸収性プレート（LactoSoab®）を用
いた14例では，3 点固定が 6 例，前頭頬骨縫合と
眼窩下縁の 2 点固定が 6 例，前頭頬骨縫合および

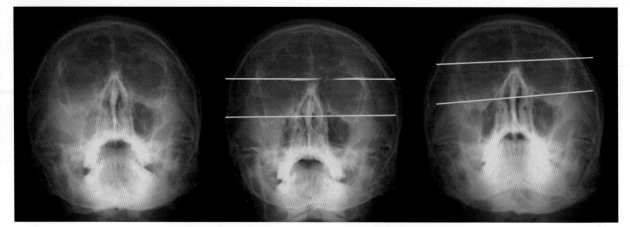

図 8. 21歳，男性の右頬骨骨折に対して吸収性プレートを用いて3点固定を行った．術前(a)，術後数日(b)，術後半年(c)．術後半年のX線で，右頬骨が尾側へ転位していることがわかる．

a|b|c

表 1. チタン製プレートを用いた症例と術後後戻り

	症例数	後戻り症例数
3点固定		
前頭頬骨縫合，眼窩下縁，頬骨下稜	50	0
2点固定		
前頭頬骨縫合，眼窩下縁	31	1
前頭頬骨縫合，頬骨下稜	5	0
眼窩下縁，頬骨下稜	1	0
1点固定		
頬骨下稜	2	0
眼窩下縁	1	0
前頭頬骨縫合	1	0

表 2. 吸収性プレートを用いた症例と術後後戻り

固定方法	症例数	後戻り症例数
3点固定		
前頭頬骨縫合，眼窩下縁，頬骨下稜	6	1
2点固定		
前頭頬骨縫合，眼窩下縁	6	0
前頭頬骨縫合，頬骨下稜	1	0
1点固定		
頬骨下稜	1	0

頬骨下稜の2点固定が1例，頬骨下稜の1点固定が1例であり，3点固定を行った1例に後戻りを生じた(表2)．同症例は頬骨下稜部に第3骨片を生じており，吸収性プレートでは強度が不十分であったと考えられる(図8)．頬骨の再偏位に係る外力の中で最も大きいものは咬筋による下方への転位であり，咬合時には約16 kgの力で頬骨が下方に牽引されることになる[4]．これに対応するのが上顎外側から前頭骨へ至る柱構造であり，頬骨上顎縫合部に第3骨片を生じている症例では，咬筋によって下方へ牽引される頬骨に対して支えが弱くなり，眼窩下縁は外力に対してせん断応力と，前頭頬骨縫合部には引張応力がかかる．頬骨骨折後は咬筋の筋力は低下するという報告もあるが[4]，一方で吸収性プレートでは強度の不足を示唆する報告もあり[5]，我々はbuttress部分に骨欠損を生じている症例ではチタンプレートまたは同程度の固定性が得られる吸収性プレートによる固定が必要であると考えている．

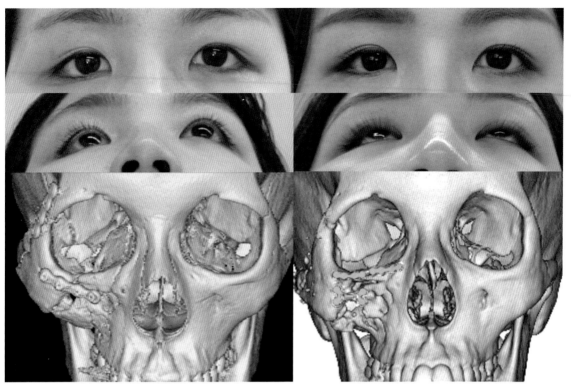

a|b

図 9. 整復不良により眼球陥凹を生じた症例：27歳，女性
9か月前に他院で右頬骨骨折に対して整復固定術を受けたが，右の眼球陥凹と頬骨体部の突出を主訴に当院を受診された．初診時の写真とCT（a）では頬骨が外転位で固定されていることがわかる．眼窩底および蝶形頬骨縫合は離開しており，眼球の下垂と陥凹を認める．頬骨の骨切り術を行い，蝶形頬骨縫合部分を確認して再固定を行った．術後6か月（b）では眼球陥凹および眼位は整復されている．

6．術後の経過

頬骨骨折では眼窩内容物が眼窩外へ脱出していることはほとんどないが，念のため整復後は forced duction test を行っておく．ただし良好な整復位が得られていれば眼窩底の整復を必要とする症例はほとんどない．頬骨骨折整復後の眼球陥凹は誤った整復固定によって眼窩容積が拡大していることが原因である．この場合，再手術や，時間が経過しているものは頬骨骨切り術が必要になる（図9）．

頬骨骨折の後遺症として眼窩下神経支配領域の神経障害がある．Sakaviciusら[6]が行った478例の検討では，眼窩下神経領域の知覚障害は64%に認められ，11.9%が知覚過敏で52.5%が知覚鈍麻であった．知覚障害は骨折による神経管損傷の程度によるもので，彼らは健側との比較を行い，軽度の知覚障害であれば3か月，中等度の症例では半年で回復を認めたが，一方で重度の症例では12か月以内で回復を認めた症例は約35%と述べている．健側に対して患側の知覚障害が著明な症例においては，整復を行った場合でも症状が改善しない可能性があることを説明しておく必要がある．

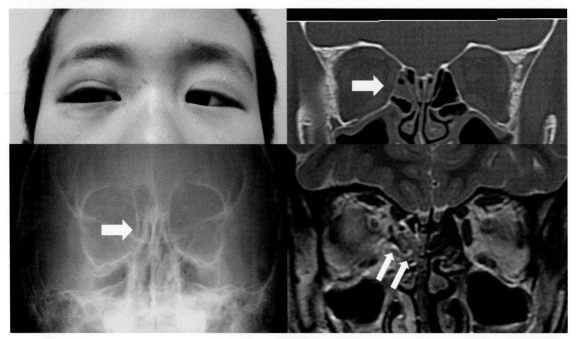

図 10. 男児：右眼窩内側壁骨折

単純 X 線画像(c)では明らかな骨折線は同定できない．CT 画像(b)で右の内直筋は描出されているが，左の内直筋と比較して右内直筋が小さいことがわかる．右の内眼筋の内側の篩骨洞内に含気不良部位を認める．MRI(d)では篩骨洞内に内直筋が嵌頓していることが確認できる．

<table>
<tr><td>a</td><td>b</td></tr>
<tr><td>c</td><td>d</td></tr>
</table>

眼窩骨折

1．眼窩骨折整復の要点

　眼窩骨折は主にスポーツ外傷などにより眼球部分もしくはその周囲に外力が加わった場合に生じる．骨折により眼球陥凹等の眼位の異常や，外眼筋や眼窩脂肪などの眼窩内容物が骨折部位に嵌頓することで眼球運動障害や複視を生じることがある．眼窩脂肪および外眼筋はorbital septa[7]と呼ばれる線維組織で互いに連続しているため，外眼筋が直接副鼻腔内に脱出していなくても脂肪が脱出することでorbital septaを介して外眼筋が牽引され眼球運動障害をきたすことがある．頬骨骨折でも眼窩下壁および蝶形頬骨縫合部に骨折を生じるが，骨膜は通常保たれており，前述のように正しい位置に整復が行われていれば，複視や眼球陥凹をきたすことはほとんどない．

2．眼窩骨折の検査

　眼窩壁骨折の診断には単純 X 線 Fueger I 撮影や CT が有用である．ただし，若年者に多く見られる線状骨折では，X 線撮影や CT 上では明らかな骨折を同定できない場合がある．この場合 CT 上で外眼筋が消失している Missing rectus の像を確認できれば良いが，判断が難しい場合には MRI 撮影により副鼻腔内に嵌頓した外眼筋を確認する必要がある(図10)．このような症例は緊急手術の適応となるため注意が必要である．

　受傷時には眼瞼の腫脹で開瞼が困難な場合も多いが，眼球内出血をきたしている場合があり，視機能の評価は行う必要がある．眼球運動障害の評価には HESS 赤緑試験および両眼単一視野検査を用いる(図11)．HESS 赤緑試験は両眼を赤と緑のフィルムを用いて分離した状態で左右各眼球の偏位を測定する検査である．眼球運動の際，両眼に同等の神経刺激が加わる(Heringの法則)ため，眼球運動制限がある場合，患側は運動範囲が狭くなる一方で，それを補うように加わった過度な神経刺激が健側の外眼筋を大きく動かすため，健側の運動範囲が大きくなる．両眼単一視野検査では両眼視においてどの方向で複視を生じるかを簡便に測定できる．健常人ではおよそ 45〜50° の範囲で両眼視可能である．眼球陥凹は CT 画像またはヘ

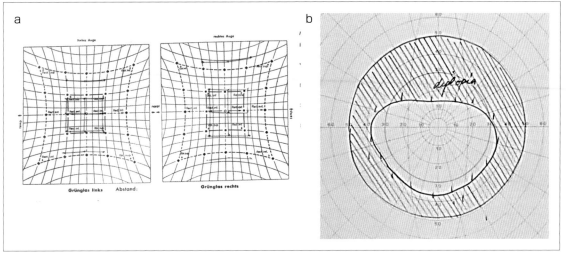

図 11. HESS 赤緑試験(a)および両眼単一視野検査(b)
HESS 赤緑試験では患側の運動範囲が小さくなり，一方で健側は患側に対して過度な
眼球運動により運動範囲が大きくなる．

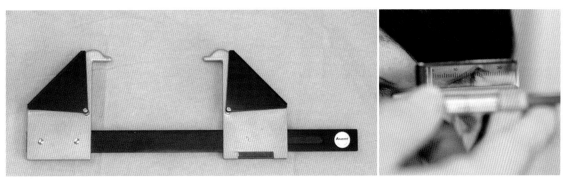

図 12. ヘルテル眼球突出計
突起部分を頬骨前頭突起部分にあて，眼球の突出度を観察する．

ルテル眼球突出計を用いて測定が可能である．眼窩骨折では眼窩周囲の腫脹とその改善によって眼球突出から眼球陥凹へと変化する場合があるが，ヘルテル眼球突出計を用いることで外来にて簡便に眼球陥凹の評価が可能である(図 12)．

3．手術の適応

外眼筋の絞扼を伴う骨折は特に若年者に多くみられ，この場合緊急手術の適応となる．これらの症例では外眼筋の絞扼による高度の眼球運動障害と眼球運動に伴う強い痛み，迷走神経反射による嘔気を訴えることが多い．このような症例は速やかに外眼筋の絞扼を解除することで症状は改善されるが，放置した場合，外眼筋の壊死や瘢痕化により予後は不良となる．

それ以外の眼窩骨折では受傷後 2 週間以内に手術を行うことが多いが，眼窩や眼瞼の腫れの改善によって症状および眼球陥凹の程度が変化するため，定期的に外来で診察および必要に応じて検査を行い，症状の改善を認めない場合は手術による再建を行う．手術の適応については明確な基準はないが，我々の施設では 2 mm 以上の眼球陥凹または改善しない複視がある場合に手術適応としている[1]．国内の施設では 2～3 mm の眼球陥凹を手術適応としている施設が多いようである[8]．

手術の適応を予測するための検討はこれまで報告されているが，Basta らは手術適応を予測するために 121 例の眼窩骨折について CT を用いた検討を行い，1.3 cm³ 以上の眼窩内容積の拡大(副鼻腔への逸脱)と，下壁骨折では，通常の下壁の高さ以下に下直筋が変位しているものが，手術適応と

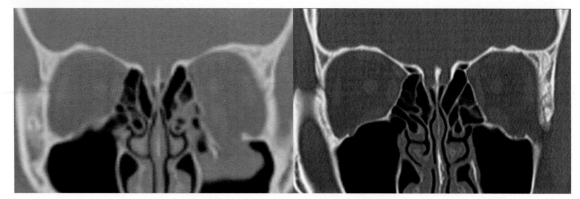

図 13. 眼窩底の再生を認めた症例
受傷後(a), 受傷後半年(b). 窩壁の骨が再生していることがわかる.
（文献 9 より引用）

a｜b

なる可能性が高かったと述べている[9]. これらの
データは早期に手術適応を決定するうえで有用で
あるが, 一方で我々は眼窩骨折の非手術症例で骨
の再生を認めた症例を経験している(図13)[10]. 受
傷後数日に手術を行った場合は副鼻腔内へ脱出し
た組織の瘢痕化や癒着が軽度で, 眼窩内組織の整
復が容易であるが, 経過とともに瘢痕化や癒着が
進行し整復も複雑になるため, 手術の判断はでき
るだけ早い方が良いと考える. 重要なことは手術
によって機能を増悪させてはいけないということ
である. それには十分な術前の計画と術中の愛護
的な操作が必要である.

4. 眼窩骨折の再建

　眼窩骨折は視機能に大きく影響を及ぼすため,
愛護的な操作と, 確実な整復が必要である. 眼窩
骨折の手術は小さな切開から深部を観察する必要
があるため, 我々は眼科用の顕微鏡を必ず使用す
るようにしている. 顕微鏡を用いることで深部ま
で観察が可能で, 助手と同一視野を共有できる利
点がある. 血管吻合に用いるキセノンライトの顕
微鏡は眼部には使用できないため, 眼科用の顕微
鏡を用いる. 眼窩下壁骨折では経結膜切開, 睫毛
下切開, 下眼瞼切開によるアプローチがある. そ
れぞれの方法に利点・欠点があるがガイドライン
でも推奨度の高い方法はなく, 確実で後遺症が少
なく, 術野が観察可能な手技を習得しておく必要
がある[8]. 眼窩骨折では再建する材料が挿入でき
る最小限の切開を加える. 骨膜下の剝離では, 骨
折部分は眼窩脂肪や外眼筋が上顎洞内に落ち込ん

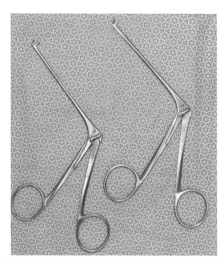

図 14. スタンツェは眼窩骨を切除するのに有用である.

でおり, 無理やり眼窩内容物の整復を試みると出
血や外眼筋の伸長を招く. 剝離は骨折部を避け,
周囲を十分に剝離する. 周囲の剝離が終了した
ら, 眼窩内容物を上顎洞内から整復するが, 骨欠
損が小さい場合や, 骨折よりも前方に眼窩内容物
が嵌頓して(CTの矢状断で確認)整復が難しい場
合は, 耳鼻科用のスタンツェ等(図14)を用いて骨
を切除し, 骨折部位を広くしてから眼窩内容物を
整復する. 眼窩下神経溝の内側は骨が薄く骨折を
生じやすい部位であるが, 受傷後時間が経過した
症例では, この部位で眼窩内容物と眼窩下神経周
囲の組織が癒着している場合がある. この場合も
同部の内外側の眼窩内容物を整復してから最後に
眼窩下神経溝周囲の操作を行うと視野が確保しや
すく, レイヤーも確認しやすい. 整復した眼窩内

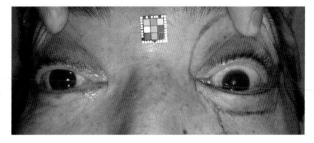

図 15.
55 歳．男性．左球後出血による散瞳のため左右の瞳孔不同を認める．症例は頬骨骨折

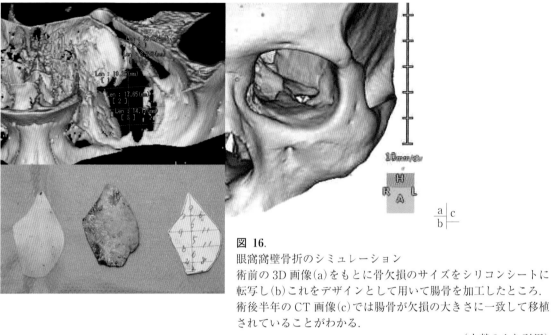

図 16.
眼窩窩壁骨折のシミュレーション
術前の 3D 画像(a)をもとに骨欠損のサイズをシリコンシートに転写し(b)これをデザインとして用いて腸骨を加工したところ．術後半年の CT 画像(c)では腸骨が欠損の大きさに一致して移植されていることがわかる．

（文献 2 より引用）

容物は脳ベラを用いて眼窩内に保持するが，骨膜が大きく損傷している症例では眼窩脂肪が逸脱し，これを眼窩内へとどめておくことが困難である．その場合はシリコンシートを挿入して，これを脳ベラで支えると広い範囲で眼窩内容物を支えることができる．眼窩内容物を整復したら後方は下眼窩裂まで十分に確認し，上顎洞からすべての組織が整復されたことを確認する．不十分な剝離では移植した骨（またはプレート）と骨の間に眼窩内容物を挟み込んでしまう可能性がある．本手術の経験が少ないと後方までの剝離を躊躇し不十分な剝離となる可能性がある．下壁から視神経までは十分距離があり愛護的に骨膜剝離を行えば問題ない．剝離時に出血を認めた場合は 20～30 万倍希釈ボスミンガーゼを充填ししばらく待機してから再び剝離を行う．球後部の視神経近くには動眼神経の毛様体神経節があり，球後出血が生じた場合

は散瞳により左右の瞳孔不同が生じるため，時々瞳孔の確認を行うと良い(図 15)．剝離が終了したら，シリコンシートと脳ベラで眼窩内容を保持したまま移植骨またはプレートを挿入すれば組織の嵌頓を予防できる．

5．眼窩の再建

　眼窩の再建には，頭蓋骨外板，腸骨，肋軟骨などの自家骨が用いられてきたが，近年では吸収性のプレートが広く用いられるようになってきた．吸収性プレートはドナーの犠牲を伴わず，3D モデルをもとにテンプレートのサイズと曲げ加工をあらかじめ行っておけば，オーダーメイドの再建ができ，手術時間も短縮できる．腸骨などの自家骨を用いる場合でも 3DCT 画像を用いて，あらかじめシリコンシートなどのテンプレートを作成しておけば，手術時間の短縮や，より正確な再建が可能である(図 16)．

眼窩内側骨折では内眼角切開を行う．術後の拘縮による変形を軽減するために我々はW型の切開を用いている．内眼角靭帯の付着部より内側で骨膜を切開し，骨膜ごと内眼角靭帯を剥離する．内側壁の剥離では後方頭側に視神経が存在するため，我々は内側の剥離範囲は後篩骨動脈までにとどめている．骨欠損の大きさに合わせて人工骨または吸収性プレートを細工し挿入し再建する．内側壁は下壁に比べて平坦な部分は小さいため，大きめの骨を充填するとかえって内側壁が突出してしまうことになる．内側壁は下壁と異なり篩骨蜂巣に支えられるため，欠損の大きさと同じもしくは小さめの骨移植でもよい．骨移植後に骨膜を縫合固定することで内眼角靭帯はもとの位置に修復される．

整復前，整復後，骨移植後に健側と患側のforced duction test を必ず行い，外眼筋が絞扼していないことを必ず確認する．

まとめ

頬骨骨折および眼窩骨折は形成外科の日常診療で遭遇しやすい外傷であり，若い形成外科医でも経験する機会の多い手術である．一方で骨折の治療は形態のみならず顔面の機能にも大きく影響するため，術前に十分な病態把握とシミュレーションを行い，術中には確実で愛護的な操作が必要である．

参考文献

1) 田嶋定夫：顔面骨骨折の治療 改訂第2版. p110, 克誠堂出版，1999.
   Summary　顔面骨骨折についての基礎から手術方法までをまとめた教科書.
2) 塗 隆志，上田晃一：【これを読めばすべてがわかる！骨移植】Blowout fractureにおける骨移植. PEPARS. **104**：31-38，2015.
   Summary　眼窩底骨折に対しての骨移植についてわかりやすく解説した論文.
3) Choi, B. G., et al.：A comparative analysis of outcomes after reduction of zygomatic fractures using the carroll-girard T-bar screw. Ann Plast Surg. **85**：33-37, 2020.
   Summary　T-barスクリューを用いた頬骨の整復方法と一般的な整復方法を比較した文献.
4) Dal, S. F., et al.：The effects of zygomatic complex fracture on masseteric muscle force. J Oral Maxillofac Surg. **50**：791-799, 1992.
   Summary　頬骨骨折術後の咬筋筋力の変化について検討した論文.
5) 大江　恵：チタンプレートおよび生体吸収性骨接合プレートを用いた力学的剛性の比較検討. 日形会誌. **33**(4)：219-227，2013.
   Summary　吸収性プレート（PLLA/PGA）の強度について検討した論文.
6) Sakavicius, D., et al.：Investigation of infraorbital nerve injury following zygomaticomaxillary complex fractures. J Oral Rehabil. **35**：903-916, 2008.
   Summary　頬骨骨折後の三叉神経第2枝領域の知覚異常についての検討.
7) Koornneef, L.：Orbital septa：anatomy and function. Ophthalmology. **86**：876-880, 1979.
   Summary　眼窩と脂肪と眼輪筋を接合する隔膜の解剖について述べられている文献.
8) 形成外科診療ガイドライン5頭蓋顎顔面疾患　日本形成外科学会編. 82-99, 金原出版，2015.
   Summary　頬骨骨折および眼窩底骨折についてのクリニカルクエスチョンに対して，医学的根拠に基づき解説されている.
9) Basta, M. N., et al.：Refining indications for orbital floor fracture reconstruction：a risk-stratification tool predicting symptom development and need for surgery. Plast Reconstr Surg. **148**：606-615, 2021.
   Summary　眼窩底骨折の手術適応について術前のCTを用いて検討を行った研究.
10) 塗　隆志，上田晃一：眼窩骨折保存治療例に認めた眼窩骨の再生. 日頭顎顔外会誌. **30**：43-48, 2014.
   Summary　眼窩骨折の非手術症例における眼窩の変化について述べた論文.

PEPARS No.180：49-58, 2021

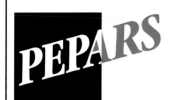

◆特集／顔面骨骨折を知り尽くす

顎骨骨折整復術の要点

諸富　公昭*

Key Words：顔面骨骨折(facial bone fracture)，上顎骨骨折(maxillary fracture)，下顎骨骨折(mandible fracture)，咬合(occlusion)，顎間固定(inter maxillary fixation)

Abstract　顎骨骨折は，受傷原因が様々であり，骨折の状態は多岐にわたる．顎骨骨折の治療の本質は，形態と機能の回復である．顎骨の診断には，CT とパノラマ X 線撮影が有用であるが，気道閉塞や持続する出血，また，歯牙損傷，歯槽骨骨折，合併する他の骨折などを注意深く診断していく必要がある．整復固定は，顎骨における buttress 構造の再建を行い，適したプレートなどを用いて行う．この時に重要なのは，咬合の再現をまず行い，そのあと上下顎を一塊として周囲に保定することである．本稿では，顎骨骨折整復術における診断から治療，および特有の問題点について述べる．

はじめに

顎骨骨折は，交通外傷や暴力，また転落などの高エネルギー外傷など様々な原因で生じる．このため，骨折の状態は多岐にわたっており，治療方針の決定には豊富な臨床経験が必要となることが多い．とは言うものの，顎骨骨折の治療の本質は，機能(咀嚼)と形態(顔貌)の回復であり，どれだけ複雑な骨折があろうとも，その到達目標は明確である．本稿では，顎骨骨折整復術における診断から治療，および特有の問題点について述べる．

顎骨骨折の診断と病態

不正咬合が主な訴えとなるが，高エネルギー外傷によるものでは顔面の腫脹が著明で，気道閉塞など重篤な症状を認める場合があるので注意を要する(図1)．

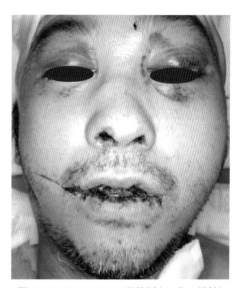

図 1. Le Fort Ⅰ＋Ⅱ型骨折(44 歳，男性)
交通外傷により受傷した．パンダの目徴候，鞍鼻，中顔面の腫脹，開咬を認めた．気道閉塞が疑われたため，気管切開を行った．

* Tadaaki MOROTOMI. 〒589-8511　大阪狭山市大野東 377-2　近畿大学医学部形成外科，准教授

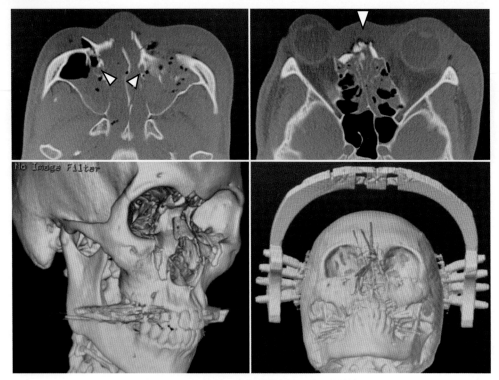

図 2. NOE 骨折，鼻涙管骨折(25 歳，男性)
a：両側の骨性鼻涙管の骨折を認めた(▲).
b：鼻篩骨の陥没(▲)
c：受傷時の 3D-CT
d：鼻篩骨の保定に創外固定器を使用した.

| a | b |
| c | d |

画像評価は重要で，マルチスライス CT が広く普及しており，微細な骨折や他の合併骨折も正確に診断できるため，CT は第 1 選択の画像検査となっている[1]．CT データの再構成から得られる 3D-CT 画像も有用で，アライメントのずれなどを 3 次元的に確認し，整復すべき方向をあらかじめイメージすることができる．ただし，3D-CT 画像は，window level や window width の違いにより，線状骨折などの微細な骨折が描出されないことがあるので，CT のスライス画像を 1 枚ずつ注意深く評価することを怠ってはいけない．最近では，soft tissue window, lung window, bone window などで得た画像をブレンドして診断することも報告されており[2]，今後の診断精度の向上が期待される．また，顎骨骨折には歯槽骨・歯牙損傷が合併することも多いため，パノラマ X 線撮影による病態の把握も必須と考えるべきである．

1．上顎骨骨折

転落や交通外傷など高エネルギー外傷で生じる場合が多いため，他の合併骨折，特に NOE(naso-orbito ethmoid)骨折や鼻涙管の損傷，また眼窩骨折や鼻中隔の骨折などの有無を評価し，正確に診断する必要がある(図 2)．上顎骨骨折において，René Le Fort が 1901 年に報告した Le Fort 型分類は広く用いられており，これまでに多くの症例報告がある[3](図 3)．上顎結節や翼状突起の骨折が CT で明らかになった場合は，Le Fort 型骨折を疑う必要がある．ただ，上顎結節，翼状突起の骨折は必ずしも Le Fort 型骨折を伴うわけではなく，蝶形・側頭 buttress 骨折，側頭骨骨折，下顎骨骨折などに合併する場合があることにも注意する[4]．また，歯牙の破折や脱臼と併せて歯槽骨骨折を評価し，必要に応じて歯科治療を行うことも重要である．さらに，口蓋骨の骨折による歯列弓

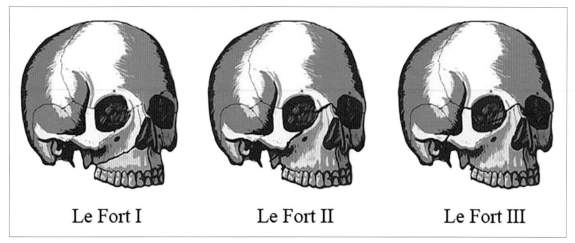

図 3. Le Fort 型骨折

Le Fort Ⅰ型：口蓋と歯槽部に発生する上顎の水平骨折. 不正咬合と歯牙損傷を伴う
　　　　　　ことが多い.

Le Fort Ⅱ型：ピラミッド型であり，上顎の垂直方向の buttress が破綻し，内側縁お
　　　　　　よび下縁で眼窩の不連続が生じる. 眼球損傷や視神経損傷，頭蓋底骨
　　　　　　折からの髄液鼻漏などの合併症に注意する.

Le Fort Ⅲ型：頭蓋から中顔面が完全に分離される. Le Fort Ⅱ型と同様に，眼窩，頭
　　　　　　蓋底骨折による合併症に注意する.

（文献 3 より引用）

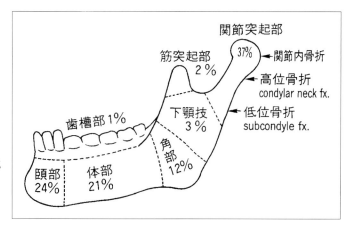

図 4.
下顎骨骨折における部位別の頻度
歯槽部 1%，頤部 24%，体部 21%，
角部 12%，下顎枝 3%，筋突起部
2%，関節突起部 37%
（文献 6 より引用）

幅径の異常なども，患者の訴えや画像から診断を
進めていく. 重篤な出血は，時に生命予後に関わ
ることもあり，口腔，鼻腔から出血が持続する場
合は，顎動脈，上行咽頭動脈，上歯槽動脈などか
らの動脈性出血を疑い，必要に応じて造影検査や
塞栓術なども選択肢に含めるようにする[5].

2. 下顎骨骨折

　下顎骨骨折は，受傷部位により歯槽部，頤部，
体部，角部，下顎枝，筋突起部，関節突起部の骨
折に分類され，図4にその頻度を示す[6]. 骨折箇
所や受傷機転も様々であり，年齢によっても骨折
形態は異なっていることが特徴である. 主な症状
は不正咬合や顎形態の変形などであるが，稀なも
のとしては，気道閉塞，縦郭へと続く皮下気腫が
挙げられる. また，下顎骨は骨内に下歯槽管を含
んでいるため，骨折断端の偏位が 5 mm を超える
と下歯槽神経が損傷を受け，知覚麻痺をきたすこ
とがある[1]. 歯牙の動揺や痛み，また歯肉溝や歯
肉の限局性の血腫は，歯牙損傷，歯槽骨骨折の特
徴的な所見となるので[7]，その徴候が認められた
場合はX線による確認を行う. 関節突起骨折は，
介達力により生じる場合が多く，関節内骨折と関
節外骨折に分けられるが，転位や脱臼の有無を併
せて評価する.

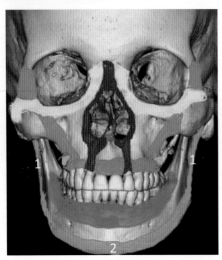

図 5.
顔面骨の buttress
水平方向は,
upper transverse maxillary（黄）
lower transverse maxillary（橙）
upper transverse mandibular（茶）
lower transverse mandibular（緑 2）
の buttress が存在する.
また，垂直方向は,
medial maxillary（赤）
lateral maxillary（青）
posterior maxillary（桃）
posterior mandibular（緑 1）
の buttress が存在する.
（文献 1 より引用）

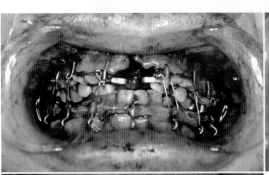
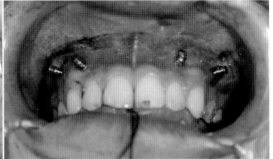
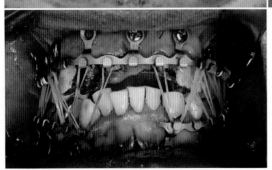

a | b
c

図 6. 各種顎間固定
a：アーチバーによる顎間固定. 歯牙を固定源としているため，
歯牙欠損がある箇所は固定できない（上顎切歯部）.
b：顎間固定スクリュー法による顎間固定. 固定源が歯槽骨であ
るため，歯牙への影響は少ないが，移動方向の微調整が困難で
あることが欠点.
c：SMART Lock Hybrid MMF™(SLH：日本ストライカー社,
日本)による顎間固定. 直接歯槽骨にスクリューを埋入させ，
フック付きバーを歯牙や歯肉と接触することなく固定できる.

整復固定

必要に応じて歯牙損傷に対する歯科治療を行
い，そのうえで適切に骨片を復位させ，顎間固定
やプレートを用いた内固定による咬合の獲得と顔
面形態の再建が主な治療目標となる. 顔面骨の
buttress 構造の理解は，顔面のアライメントを復
元させることや，プレートを使用する部位の決定
に役立つ（図 5）.

顎間固定は，上顎骨骨折，下顎骨骨折ともに必
要な手技となるが，従来から広く用いられている
アーチバー法や顎間固定スクリュー法，歯牙結紮
法に加えて，最近我々は，SMART Lock Hybrid

MMF™(SLH：日本ストライカー社，日本)を好ん
で使用している（図 6）[8]. 歯槽骨骨折，歯牙の欠損
や破折，顎骨の吸収程度，さらに口腔内感染症の
有無，患者の性格などの背景を判断し，さらに歯
肉粘膜損傷の程度や残存する歯牙の状態，歯周病
などの口腔内環境に応じて選択するとよい.

全身麻酔下での手術となるが，咬合の調整が必
須となるため，気管内挿管は，経鼻挿管が選択さ
れる. 重篤な Le Fort 型骨折の複合型や，下顎骨
骨折を含む顔面多発骨折の場合は気道閉塞などの
トラブルを避けるために，あらかじめ気管切開が
行われることがある.

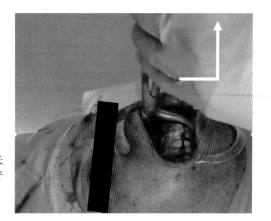

図 7.
ロー鉗子の使用方法の実際
授動時はロー鉗子を揺らすように動かして，
骨折部周囲の瘢痕を分断する．基本的には矢
印に示すように，上顎骨を下方(尾側)，次いで
前方に引き出すように力を加える．

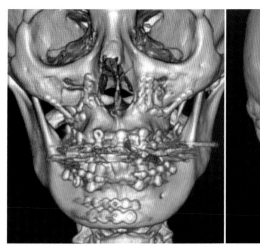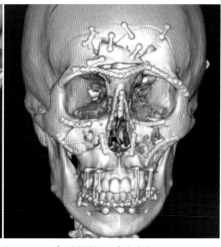

a｜b

図 8．顔面多発骨折に対するプレート固定例(顎間固定あり)
咬合の獲得を目的とした顎間固定を行い，buttress に基づいてプレートで整復固定した．
a：Le Fort Ⅰ型骨折，下顎正中部骨折．上顎の 4 か所の垂直方向，および下顎で 2 か
所の水平方向の buttress に相当する部位でプレート固定を行った．
b：前頭骨骨折，NOE 骨折，Le Fort Ⅰ＋Ⅱ＋Ⅲ型骨折(Ⅲ型は左側のみ)．上顎の but-
tress に加えて，supraorbital bar の再建も行った．

1．上顎骨骨折

主なアプローチは，口腔前庭切開となる．固着
歯肉と遊離歯肉の境界部より 4〜5 mm 程度，唇・
頬側を切開する．歯槽部の損傷が強い場合は，歯
茎切開を選択することもある．骨折部が展開でき
れば，整復に移る．上顎の可動性(floating max-
illa)が十分であれば授動は容易であるが，偏位が
強い場合や時間が経った症例では，ロー鉗子など
を用いて上顎骨を down fracture させ，上顎骨を
下方(尾側)，次いで前方に引き出すように授動し
整復させるとよい(図7)．上顎骨を授動させた後，
下顎骨に併せて咬頭嵌合位で顎間固定を行う．咬
合が再現された上・下顎を一塊として，中顔面へ
保持固定する．この時，前述した buttress 構造に

基づいてプレートを配置し，固定する．例えば，
Le Fort Ⅰ型骨折に対する上顎の固定には，左右
それぞれの medial maxillary buttress, lateral
maxillary buttress で計 4 か所，プレートを用いる
ことになる(図8)．

口蓋骨の骨折は矢状方向で生じることが多く，
歯列弓の不正が生じる．このため，術前の咬合模
型から歯列弓を復元させたものを作成し，bite
sprint を用意する．この bite sprint を術中に用い
骨片を復位させ，口蓋粘膜からスクリューを直接
刺入し，ロッキングプレートを用いて骨固定を行
う．この時，通常のスクリュー・プレートによる
固定は，プレートが粘膜に圧着してしまい，粘膜
の壊死が生じるので好ましくない．

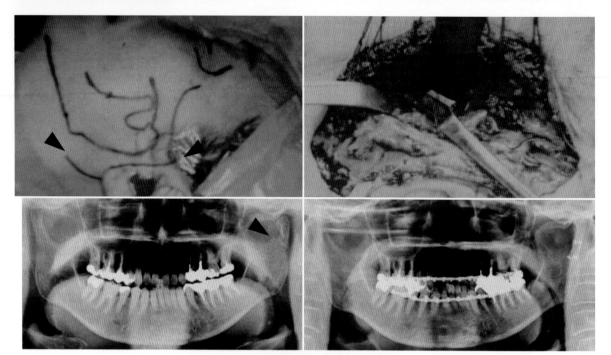

図 9. 右関節突起骨折(63 歳, 女性)

a：術前デザイン. 耳前部から S 字状に切開線を設定(▲–▲の線).
b：術中写真. 経耳下腺的に関節突起にアプローチし, スクエア型のミ
　ニプレートで固定した.
c：術前パノラマ X 線写真. 左関節突起基部で骨折を認めた(▲).
d：術後 12 か月後のパノラマ X 線写真. 左関節頭の萎縮は認めない.

a	b
c	d

2. 下顎骨骨折

　骨折部位, 萎縮の有無, 口腔内環境などにより
アプローチは異なる. 口腔前庭切開からは, 正中
部・体部・角部, また, 下顎枝前縁切開からは,
角部・下顎枝・関節突起基部を直視下に置くこと
ができる. 粉砕骨折, 重度な口腔内感染を伴う場
合, 無歯顎患者などでは, 下顎下縁からの経皮的
アプローチを選択するとさらに確実な視野を得る
ことができる. 関節突起, 顎関節へは, 耳前部で
皮切を行い, 顔面神経主幹を同定[9]して関節突起
に到達する方法や, 耳下腺を経由して顔面神経を
避けながら到達する方法がある(図9).

　咀嚼時の下顎骨への力学的負荷は相当なもので
あるため, 咬合の再現に加え, 強固な内固定が重
要となる. プレート固定の考え方として, Champy
line に基づいてプレートを置く方法や AO con-
cept[10]が知られている. AO concept では, 下顎骨

は応力が生じるテンションゾーン(上縁部, 圧縮
力がかかる)とコンプレッションゾーン(下縁部,
解離する力がかかる), ニュートラルゾーン(中央
部, 応力は最小)でそれぞれ応力が異なっており,
適したプレートを使用することが推奨されてい
る[10]. 骨接合に用いるプレート・スクリューの役
割として, ロードシェアリング(buttress の復位
が可能である場合は, 復位された骨とプレート・
スクリューの両者で力学的負荷を担う)と, ロー
ドベアリング(buttress の復位が不可能な場合で,
プレート・スクリューのみで力学的負荷を担う)
が挙げられる[10]. 単純な骨折であれば, ロード
シェアリングとして, ミニプレートによる固定で
十分である(図10).

　関節突起骨折に対する保存的治療と観血的治療
については, 諸家の報告があり, 一定の見解はな
い. 保存的治療では, 2〜3 週間の顎間固定を行っ

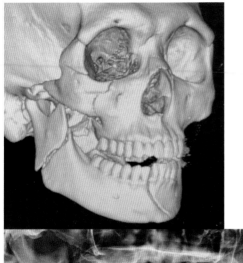
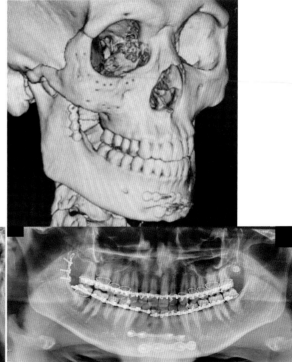
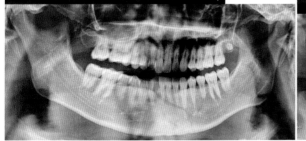

a | b

図 10. 下顎骨角部（下顎枝），正中部骨折（22歳，男性）
　a：右頬骨骨折，右下顎枝と下顎正中部に骨折を認めた．
　b：下顎正中部では骨折断端のねじれを防ぐために，2枚のミニプレートで固定した．
　　角部（下顎枝）での骨折に対して，プレートと下顎骨が力学的負荷を共有するロード
　　シェアリング型固定を行った．

た後，顎運動リハビリテーションが必須となる．ほとんどの症例では保存的治療で良好な結果を得ることができるが，上下顎の多発骨折を伴う症例や両側の骨折で開咬の強い症例では，観血的整復固定が適応とされる[11]．当科では，関節内骨折は保存的治療を優先させるが，脱臼や偏位の強い症例では必要に応じて観血的整復固定を行っている．

ピットフォール

　骨折断端の整合性のみを優先させて内固定を進めていくと，いざ術中に咬み合わせた時に，うまく咬頭嵌合位にならない場合がある．骨折部に生じた肉芽や瘢痕，また微小な骨欠損や骨裏面でのアライメント調整不足が主な原因であるが，顎骨の整復においては，咬合の再現を最優先させることを念頭に置かなければならない．この項目では，顎骨治療における特有の問題点を挙げる．

1．上顎骨骨折
A．上顎の可動性が乏しい症例

　実際の臨床では，典型的で単純な Le Fort 型骨折というよりは，左右非対称で複雑な骨折形態をとることが多い．明らかな不正咬合を認めることが多いが，適切な整復固定は可能である．しかしながら，不正咬合を認めるものの，上顎の可動性がほとんどない Le Fort 型骨折を経験することがあるので注意する．上顎骨骨折の9%に上顎の可動性が乏しいものが認められたとの報告もあり[12]，このような場合には，翼突上顎縫合の離断を追加し，必要に応じては定型的な Le Fort I 型骨切り[13]を行い，上顎の可動性を得るとよい．

B．前頭突起骨折

　前頭突起は，上顎骨の中でも口腔前庭切開のみからでは展開が不十分となる．したがって，前頭突起の骨折におけるアプローチの選択は，しばし

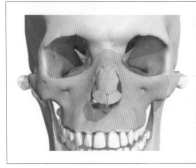
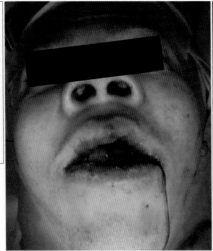
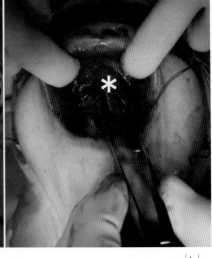

図 11. Midface degloving 法　　　　　　　　　　　　a｜b｜c
a：展開可能な範囲
b：実際の症例．外表には切開創は認めない．鼻腔内と口腔前庭部を切開する．
c：術野を展開．＊印は離断された鼻腔を示す．鼻腔内に鑷子を挿入している．

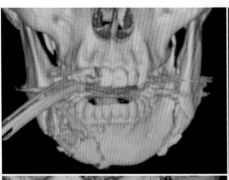
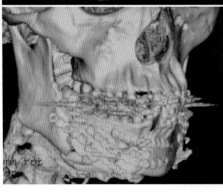

a｜b
c

図 12.
下顎骨粉砕骨折(33 歳，男性)
　　a：両側の骨折．右下顎体部は粉砕が強く，オトガイ神経損傷が認め
　　　　られた．
　　b：右体部裏面でも粉砕骨折が認められた(口腔粘膜の損傷があり，開
　　　　放骨折であった)．
　　c：ミニプレートを複数使用して整復固定を行ったが，感染が生じた
　　　　ため抜釘を行った．感染が予測される症例では，創外固定を検討す
　　　　る必要がある．

ば術者を悩ませる．これに対する midface deglov-ing 法によるアプローチ[14]は，鼻根部，梨状孔周囲，眼窩下縁，頬骨，上顎歯槽部などの中顔面骨を広く展開できるため有用と考える(図11)．術野ではドリリングも問題なく行えるため，強固で確実な固定ができる．是非とも習得しておきたい術式のひとつである．

2．下顎骨骨折

A．感　染

汚染を伴う開放骨折では，血流の良い顔面とはいえ，感染のリスクがある(図12)．口腔外からの経皮的アプローチや創外固定などを考慮せざるを得ない症例もあるので，注意を要する．

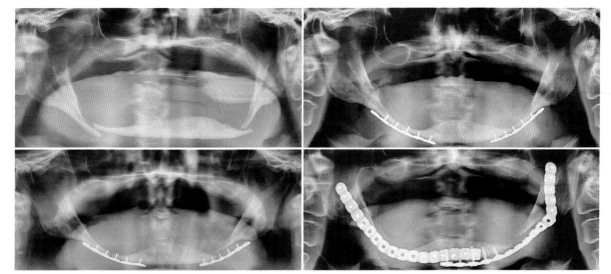

<table>
<tbody>
<tr><td>a</td><td>b</td></tr>
<tr><td>c</td><td>d</td></tr>
</tbody>
</table>

図 13. 無歯顎の下顎骨骨折(71 歳,男性)
　a：特に体部の萎縮が顕著であった. 両側体部で骨折が認められた.
　b：1.5 mm のチタンプレートを使用し,義歯の常時装着とチンキャップで安静指導をし
　　た.
　c：ロードシェアリングでは形態を維持することはできず,骨癒合不全,プレートの脱落
　　が生じた.
　d：再建プレートを使用した. ロードベアリングとして,強固なインプラントを選択した.

B．無歯顎患者の下顎骨骨折

保存的治療を選択する場合もあるが,骨片が偏位していることが多く,その時は口腔内や口腔外経皮的アプローチからのプレート固定の適応となる. 歯槽部の萎縮が高度な場合は,ミニプレートによる固定では破損するため,再建プレートを選択することがある(図 13).

まとめ

複雑な骨折ほど経験を要する面もあるが,骨折形態を十分に理解したうえで,適切な治療計画を立てるとよい結果を得ることができる. 顎骨骨折の治療では,咬合を再現することが最重要ではあるが,審美的な配慮を忘れてはならないと考える.

参考文献

1) Roselló, E. G., et al.：Facial fractures：classification and highlights for a useful report. Insights Imaging. **11**：49, 2020.
　Summary　顔面骨骨折折における CT の有用性をまとめている.
2) Miskin, N., et al.：Computed tomography window blending in maxillofacial imaging. Emerg Radiol. **27**：57-62, 2020.
　Summary　1 枚の CT スライス画像に,軟部・骨などの複数の陰影を合成した.
3) Phillips, B. J., Turco, L. M.：Le Fort fractures：a collective review. Bull Emerg Trauma. **5**：221-230, 2017.
　Summary　Le Fort 型骨折の臨床研究.
4) Kim, H. S., et al.：Management of Le Fort Ⅰ fracture. Arch Craniofac Surg. **18**：5-8, 2017.
　Summary　Le Fort Ⅰ型骨折について,診断,治療,合併症を解説している.
5) Hwang, K., Choi, H. G.：Bleeding from posterior superior alveolar artery in Le Fort Ⅰ fracture. J Craniofacial Surg. **20**：1610-1612, 2009.
　Summary　Le Fort Ⅰ型骨折での後上歯槽動脈の損傷後に重篤な出血が生じた症例報告.
6) 田嶋定夫：顔面骨骨折の治療(改訂第 2 版). p175, 克誠堂出版,1999.
　Summary　顔面骨骨折における基本から応用までが述べられている形成外科医必携の書.
7) Gutmacher, Z., et al.：Alveolar bone fracture：pathognomonic sign for clinical diagnosis. Open Dent J. **11**：8-14, 2017.
　Summary　歯槽骨骨折の診断は,歯肉の限局的な血腫が特徴的な所見であり,X 線画像での注意深い観察が大切である.

8) 西脇　仁ほか：ハイブリッド MMF システムにおけるスクリュー刺入部位の安全性と刺入順序．形成外科．**63**：114-120，2020.
Summary　ハイブリッド MMF システムの臨床使用について解説している.

9) 河田　了：耳下腺腫瘍手術で顔面神経主幹を安全・確実に見つけるには．口咽科．**20**：225-230，2008.
Summary　顔面神経主幹を見つける方法が解説されている.

10) 下郷和雄（監訳）ほか：AO 法 骨折治療 頭蓋顎顔面骨の内固定 外傷と顎矯正手術．p126-168，医学書院（東京），2017.
Summary　AO コンセプトに基づいた骨折治療学の教科書.

11) Ellis, E.：Condylar process fractures of the mandible. Facial Plast Surg. **16**：193-205, 2000.
Summary　関節突起骨折の治療が解説され，保存的療法と観血的整復の差について述べられている.

12) Romano, J. J., et al.：Le FORT fractures without mobility. Plast Reconstr Surg. **85**：355-362, 1990.
Summary　上顎の可動性を伴わない Le Fort 型骨折の治療について述べられている.

13) Liao, H. T., et al.：Le Fort fractures with maxillary immobility classification and the moment concept to rationalize optimal surgical treatment. Ann Plast Surg. **86**：S58-S63, 2021.
Summary　可動性が乏しい Le Fort 型骨折には，積極的に Le Fort I 型骨切りを行い，咬合の再現を行う.

14) Casson, P. R., et al.：The midface degloving procedure. Plast Reconstr Surg. **53**：102-103, 1974.
Summary　中顔面の骨を広く展開することが可能であり，外表に手術瘢痕を残さないという整容面においても有効な方法である.

PEPARS No.180：59-70, 2021

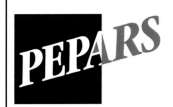

◆特集／顔面骨骨折を知り尽くす

顔面骨骨折後遺症
—眼瞼・涙道損傷—

嘉鳥　信忠*

Key Words：動眼神経麻痺(oculomotor nerve palsy)，眼窩内異物(intraorbital foreign body)，涙小管断裂(canalicular laceration)，鼻涙管閉塞(nasolacrimal duct obstruction)，前額皮弁(paramedian forehead flap)

Abstract　　中顔面骨骨折に眼瞼・涙道・眼窩軟部組織損傷はしばしば合併する．しかしながら，眼球や涙道の顔面軟部組織損傷の取り扱いについての解説書は少ない．比較的頻度の高い合併症のうち，① 麻痺(動眼神経などの神経原性の眼球運動障害と外傷による物理的要因の鑑別)，② 眼瞼裂挫傷(初期治療に注意すべきことや手順)，③ 金属および ④ 木片眼窩内異物迷入(画像検査や手術時の注意事項)，⑤ 涙小管断裂(診断と治療手順，涙洗方法)，⑥ 骨折性涙道閉塞(鼻涙管の取り扱い)，⑦ 眼周囲軟部組織の変形治癒(診断および治療方法)について眼形成専門からみた視点で解説する．

はじめに

中顔面骨折では眼瞼部，涙道の損傷など軟部組織損傷と合併することが多い．眼瞼・眼窩部の外傷は，皮膚が薄く脆弱なため複雑な裂傷・挫傷形態を呈することが多い．また，眼球周囲であるが故，救急時における局麻下での徹底した洗浄や創傷観察は躊躇しがちな部分である．また，一見ボロボロになっている組織も形態を復元する際に，実は重要な one piece であることもしばしばで，慎重に修復を行わなければならない．

また，画像診断(CT)では，頬骨骨折，眼窩骨折などの骨折の有無だけを確認する bone image CT 画像のみの読影に頼りすぎると，軟部組織内で生じているトラブルを見落しやすい．

本稿は，中顔面骨折に伴う眼窩周辺組織の損傷について，しばしば遭遇する麻痺，眼瞼裂挫傷，異物迷入，涙小管断裂の診断・治療の際に注意すべきこと，またそのポイントについて，および変形治癒に対する修復方法やその考え方について，具体的な症例の術前・術後を例示しながら解説した．

中顔面骨折に伴う眼窩周辺組織の損傷

1．麻　痺
A．受傷機転

中顔面骨折に伴う同部の軟部組織損傷では，時に運動神経麻痺(動眼神経麻痺による眼瞼下垂など)を生じることがある．樹木(特に竹など)やロープなどが，眼窩部を鞭打つような瞬間的な直達外傷が受傷機転である場合に生じる．ブローアウト骨折の受傷機転と類似しているため，眼窩骨折や，時に鼻篩骨骨折の合併や，角膜，外傷性散瞳などの前眼部損傷や，眼瞼裂傷や涙器などの損傷を伴うこともある．

* Nobutada KATORI，〒900-0005　那覇市天久 1000 番地　大浜第一病院眼形成眼窩外科/聖隷浜松病院眼形成眼窩外科

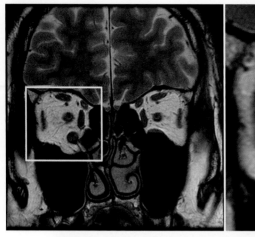

図 1.
MRI. 右眼窩陳旧性骨折（受傷後 3
か月）

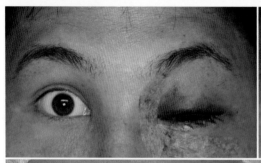
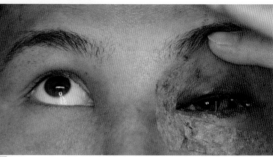

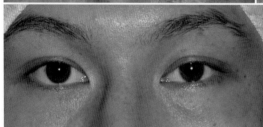

a | b
c |

図 2.
外傷性動眼神経麻痺（一過性）
　c：眼窩骨折術後 3 か月

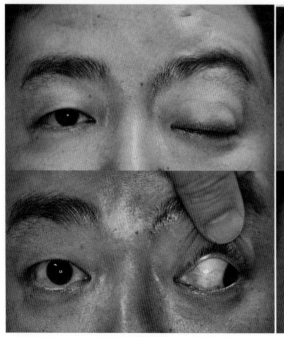
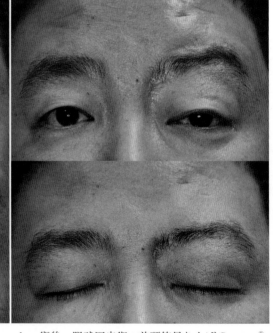

　a．術前．左動眼神経完全麻痺　　　　　　　b．術後．眼球固定術＋前頭筋吊り上げ Goretex®
図 3　動眼神経麻痺に対する斜視手術と前頭筋吊り上げ術

B．診　断

　運動障害の原因として，神経原性によるものか，それとも筋原性を含む物理的原因かの鑑別には，CT や MRI での画像診断および，眼球運動精密検査(Hess 赤緑試験，両眼単一視野検査)が重要かつ必須である．特に CT では，骨条件のものより軟部条件での画像を注意深く読影することがポイントである．健側と比較しながら外眼筋の変位や牽引また眼窩脂肪の絞扼など，眼球運動精密検査の所見と合致する運動制限の原因の有無を徹底的に吟味する．迷った場合は MRI 撮像を追加する．陳旧例でも絞扼された脂肪，眼窩内のコンパートメントを支える connective tissue septa や，外眼筋の牽引など運動制限の原因部位が明らかになるので，非常に有用である(図1)．

　しかしながら，画像所見はあくまでも補助検査であって，眼球運動精密検査が，麻痺か物理的制限なのかの確定診断となる．ちなみに，単純な上下の直筋による上下左右の異常だけでなく斜筋による回旋異常を伴うこともある．上斜筋麻痺は健側に頭位傾斜させ，下斜筋麻痺は患側に頭位傾斜させるなど，特徴的な変化があるので，診察時に head tilt していたら，斜筋の損傷を疑う必要があるが，不慣れなうちは眼科医にコンサルトすればよい．また，同部の出血や腫脹，気腫，回復傾向の有無で変化するので，急性期には週1回程度の眼球運動精密検査を行うことが望ましいことも付け加えておく．

C．予　後

　一過性の麻痺はおおむね1～3か月程度で回復し始め6か月後には完治または症状固定となる(図2)．動眼・滑車・外転神経麻痺の完全麻痺の場合は，受傷後6か月～1年で麻痺筋菲薄，拮抗筋の拘縮が起こるため，大きく眼位が変化する．そのため，整容的に眼位矯正を行う各種斜視手術が行われる．眼瞼下垂に対しては，前頭筋吊り上げ術などが適応となる．図3は左動眼神経完全麻痺．眼球固定術(外腹斜筋筋膜移植によって眼球を眼窩内壁深部に固定，外直筋を切離，テノン固定)を行い，同時に Goretex® による前頭筋吊り上げ術を施した．

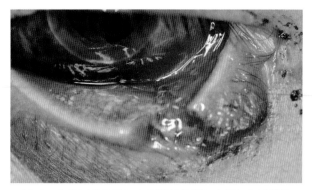

図 4. 山林転落受傷による眼窩骨折に合併した下眼瞼裂傷，外傷性散瞳

＜ポイント＞

　麻痺なのか，運動制限なのかの診断は，画像診断と眼球運動精密検査による確実な鑑別が重要である．

2．眼瞼裂挫傷

A．受傷機転

　中顔面骨折に伴う同部の損傷は，様々な受傷機転で生じる．何かが刺さる，装用していたメガネが割れる，人の拳や飛来物があたり受傷する，時に引き抜き損傷や動物由来の咬傷損傷などもある．

B．診断と初期治療

　救急受診時の外眼部外傷は往々にして出血や凝血塊によって，詳細が不明なことが多い．また，眼球に隣接しているため，四肢や体幹部のように，「とりあえず洗浄・デブリードマン」をという外傷初期治療のゴールデンスタンダードから開始することは難しい．そこで，図4のような「外傷性散瞳を伴う眼瞼深部損傷および異物迷入の可能性」のある患者に対応する際，筆者は以下のように診断・治療を行っている．眼瞼眼窩部の外傷初期治療の際に覚えておきたい手技・事項である．

① 初めに行うことは視機能の確認である．簡易の視力確認(普通に見えるか，見えないか，程度でよい)，瞳孔サイズ(散瞳の有無)と眼球運動時痛などを確認する．特にのちに使用する局所麻酔に添加のエピネフリンの影響で一過性に瞳孔散大する可能性があるので，はじめに左右の瞳孔サイズは確認しておく必要がある．この際，視機能不良で，かつ視診または触診で「眼球の張りがない(低眼圧を疑う)」場合は，眼球損傷(眼球穿孔，裂傷)も考えられるので，その

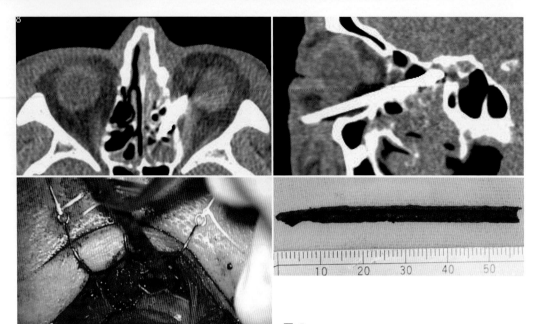

図 5.
眼窩～篩骨洞内鉄片異物

場合は迷わず眼科医に診察を依頼する.

② 視機能の確認が終わったら,創状態の確認を行う.0.5または1%キシロカイン®Eを十分にたっぷりと浸潤させたガーゼを創部にあてて,簡単にフィルムドレッシングで密閉しておく(wet dressing).これは創部に麻酔とエピネフリンが浸透することで,観察や処置時の除痛および止血効果が期待できる上,恐怖心と痛みで興奮している小児の処置前の準備としても効果抜群である.

③ CTは,この後,またはこの間に施行

④ 外来にて創処置,縫合をする際,瞼縁のアライメントのズレを防止するため,局所麻酔薬を本格的に局注する前にマーキングをしておくか,7-0ナイロン糸でピンポイントにstay sutureをしておく(前述の浸潤麻酔を行っていれば,表層部分の縫合処置や外傷性刺青予防の擦過処置も可能となることが多い).

⑤ 創部の確認や処置の順番などを決定したのちに,ようやく深部まで麻酔薬を局注する.

⑥ 特に涙のう周囲など眼窩内側部に深く麻酔を効かせたい場合は,滑車下神経ブロック(内眥靭帯直上を眼窩壁に沿って27G針が埋まるくらいの深度に1cc注入)が有効である(ただし,このブロック注射は失明を防ぐためエピネフリンの添加使用は禁忌である).

＜ポイント＞

眼瞼部外傷時には,局所麻酔薬の浸潤麻酔が奏効する.また,局注による腫脹を防ぐことができ,創縁のオリエンテーションが付きやすい.

3.異物迷入(金属)

図5は農作業中に転倒し,金属製の支柱に当たって受傷した下眼瞼の小切創を主訴に来院した症例である.CTを施行したところ,全長約50mmの棒状金属が眼窩から篩骨洞の頭蓋底直下まで迷入していたため,緊急で除去を行った.磁性体である金属片は,かなり錆びついていたため,摘出時も粉砕しないよう磁石を用いて慎重に行い,粉状になって食い込んでいる一部周囲の組織も含めて,顕微鏡を用いて可能な限り摘出した.術後CTでは描出されない状態にはなったが,今後MRI撮像に関して適応は慎重にすることが望ましいと伝えている.

思わぬ転機で金属異物が迷入している可能性があるため,問診をできるだけ詳細に行うことが重要である.また,言うまでもないがこのような外傷に対するスクリーニング目的でのMRI検査は控えるべきである.

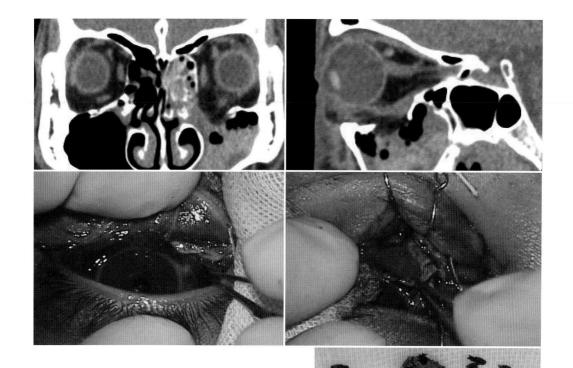

図 6.
眼窩内植物片異物

4. 異物迷入（木片）

図6はバイクで転倒，樹木に衝突して受傷した．前医で施行したCT上，眼窩骨折は明らかであるため，1次縫合処置を施行ののち当院に紹介．当院受診同日，眼窩骨折整復術を施行した．その際，結膜円蓋部の裂創を探った際に植物片を偶然発見，除去することができた．このような植物片はCTでは描出されないので，注意が必要である．

材質にもよるが一般に木製異物の刺入直後は含気量も多く，低吸収域として描出されることが多い．フリーエアーのように見えることもあり，特に骨条件のCTでは，眼窩内では脂肪との判別もつきにくく，見逃されやすい．次第に含水量が増えるにつれ変化してCT値も上昇し，高吸収域として描出されるようになる．軟部条件のCTを必ず確認することが大切である．一方MRIでは，乾燥した木片であれば空気とセルロースの塊である木片は磁場に共鳴する水素原子が少なく低信号である．水分含有量の変化があってもT1強調画像では影響を受けずそのまま低信号域として描出されるが，T2強調画像では経時的に高信号に変化してくる．

また，T2強調画像において，物質の境界面で信号が急激に変わる時などに生じるchemical shift artifactを示すことがあるが，視神経や副鼻腔などのartifact好発部以外に描出されている場合は，小さな木片である可能性があり，診断に有用である[6]．

＜ポイント＞

眼瞼・眼窩部創傷に対する初期治療時には，常に異物迷入の可能性を考えておく必要がある．

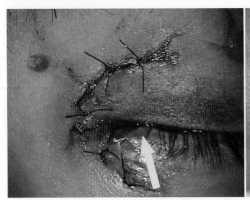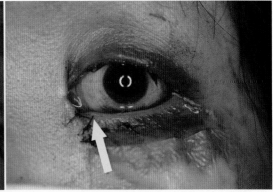

図 7. 涙小管断裂および眼瞼裂傷

5．涙小管断裂

中顔面の骨折に眼瞼裂傷が生じる際に，涙小管断裂を合併することは，決して稀ではない．涙点が耳側にずれていることと流涙の有無が涙小管断裂を有する眼瞼の特徴である．これは内眥靭帯に付着している線維や眼輪筋，ホルネル筋および，眼瞼結膜や Lower eyelid retractors（LERs）の断裂によって，内側断端が離開し耳側変位するためである（図7）．また涙液の排水路である涙小管の断裂は，上下の涙小管のうちどちらか一方が切れても，生じていることが多い．筆者の経験上，眼鏡ガラスなどの鋭利なものによる裂傷損傷は，比較的涙点から近い場合が多く，逆に引き抜き損傷の場合は涙嚢との接合部，すなわち総涙小管ごと引き抜かれているケースが多いが，2か所以上で断裂しているケースも多数経験しており，多様な形態がある．

A．診 断

生食を用いて通水テストを行い創部に漏水があれば，断裂である．ただし，ごく少量の生食または点眼麻酔薬（ベノキシール® 点眼液0.4%®）でテストを行うこと．大量の液体を圧入することは絶対に避けるべきである（理由は腫脹を回避するためであるが，詳しくは後述）．

この手技に関しては，麻酔は必ずしも必要ではないが，点眼麻酔薬を用いるとよい．直角に折り曲がった先端が鈍の涙道洗浄針（涙洗針）という専用器具があり，太目の1段針と細めの2段針が存在する．涙点が小さく針がうまく差し込めない場合は，涙点拡張針という拡張専用の器具（ダイ

レーター）を用いて涙点を拡張するか，No.11 メス刃を用いて涙点を耳側に1〜2 mm 切開することで内径を広げ挿入する方法がある．

B．治 療

涙小管断端は周囲の眼輪筋内に引き込まれるように隠れていることが多く，断端探索は意外と難渋する．断端が見つからないことには吻合は遂げられず，手技中に組織の腫脹，出血などで時間がかかればかかるほど条件が悪くなってくる．いかに手際よく見つけるかがカギになる（図8）．

① 局注厳禁

いきなり，局所麻酔薬の局注はしないことが望ましい．注入によって周囲組織が腫脹するのでさらに断端が見つけにくくなる．

② 浸潤麻酔推奨

0.5〜1%局所麻酔薬（エピネフリン添加）を浸した小ガーゼや糸付き小綿（ベンシーツ®）を用いて，浸潤麻酔のみで手術を開始する．すぐに深部まで麻酔することは不能だが，開放創であるため浸潤しやすく，数回繰り返せば，十分手術が可能となる．

③ 顕微鏡下手術

手術は明視野で行うために，顕微鏡下に行う．

④ 創の展開

手術の最難関は，深部断端（涙のう側断端）を見つけることである．浸潤麻酔を繰り返しながら，創部の眼輪筋を少しずつ表層にめくりあげていくように展開する．盲目的に筋層を分割，剥離はせず，裂創の最深部をそっと露見させるイメージで行う．固定には（中村氏釣り針フック®，イナミ）を

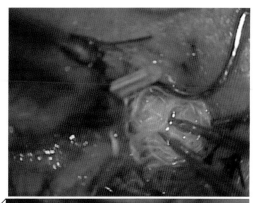

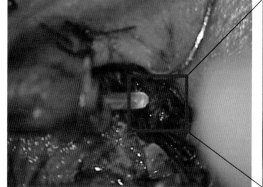

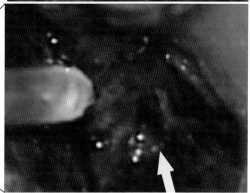

図 8. 涙小管断裂(新鮮例)と涙管チューブ挿入術

用いると創の展開保持に便利であるが，5-0 ナイロン糸を 5〜6 針かけて展開把持してもよい．

⑤ **断端探索**

創部をうまく多方向に牽引(multiple traction 法)，展開できると，断裂好発部の涙のうの直近，もしくは涙のう本体に，周囲の眼輪筋で圧排され判別しにくくなっている管腔が広がり，断端が確認しやすくなる．

⑥ **涙管チューブ挿入**

涙点から挿入し，眼瞼側断端に一度貫通させた涙管チューブを，涙のう側断端に挿入する．涙管チューブは無理して押し込まなくとも，涙道閉塞症が基礎疾患として存在しない限り，チューブを鑷子で先送りするだけで容易に鼻涙管を抜け下鼻道に出てくる．上下涙小管ともに挿入し，内背部がチューブの中央になっていれば OK である．涙小管そのものを吻合する場合は 9-0 ナイロンで縫合するが，多くは挫滅断端なので周囲の眼輪筋を一緒に 7-0 ナイロンで 2〜3 針寄せる程度に縫合する．あまり tight な縫合は，むしろ涙小管の狭窄

をきたす可能性がある．あとは周囲の眼輪筋を可及的に寄せたのちに皮膚縫合して完了である．

⑦ **術後管理**

基本的に，抗菌薬点眼薬と 0.1%ステロイド点眼薬の 2 種類を 1 日 4 回(朝，昼，夕，眠前)使用し，最低 1 か月は連続投与する．ただし，ステロイドによって高眼圧症をきたしてしまう患者(ステロイドレスポンダー)は少なからず存在するので，処方したら投与後 1 か月程度で必ず眼圧検査を行う．もちろん眼科を受診させるのが望ましい．この時に眼圧が高いようであれば，ステロイド点眼薬の減量または中止，もしくはステロイドをあきらめて抗アレルギー剤への変更とする．

術後 1 か月間は，涙道洗浄はしていない．1 か月後より 2 週間ごとに，細い涙洗針である 2 段針または挿入可能であればより太い 1 段針を用いて顕微鏡下に洗浄する．この洗浄は涙管チューブの周囲に雑菌のバイオフィルムを洗浄することを目的としているので，可能であれば 5 cc 程度行う．

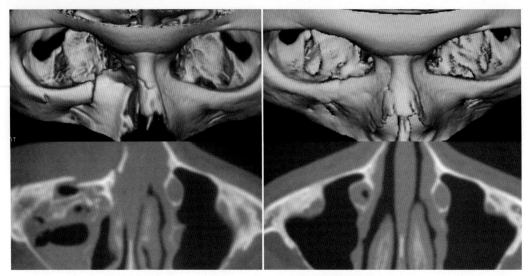

図 9. 骨折に伴う鼻涙管閉塞の術前・後

a b

a：術前．骨性鼻涙管が骨折によって著しく圧排されている．
b：術後 4 か月．骨性鼻涙管を含む上顎骨骨折部の整復状態は良好である．

⑧ 涙道洗浄（涙洗）の方法

涙洗処置は無影灯とルーペでも可能である．処置台に仰臥位になっている患者の頭側より，利き手に涙洗針を装着した 5 cc シリンジ（2.5 cc でも 10 cc でもなく 5 cc がちょうどよい）を持ち，反対の手で眼瞼を固定しながら行うと操作がしやすい．

上涙小管は，涙点〜総涙小管〜涙のうまで直線的な構造をしているので，上眼瞼をやや外上方に牽引すると涙洗針は挿入しやすくなる．これに対し下涙小管は涙点から水平に走行したのち，総涙小管に入る直前に急激に頭側に屈曲したのちに総涙小管，そして涙のうに至る，という構造になっている．そのため，涙点から挿入した涙洗針をまっすぐ進行させると，隆起した壁の部分に先端がぶつかるので，眼瞼を外上方にけん引したまま，かつ涙洗針を頭側に引き上げると，下涙小管が直線となるため，スルッと涙のう内に到達できる．シリンジに圧をかけた瞬間に，かなり抵抗を感じる場合は，うまく挿入できていないので，わずかに涙洗針を引き戻し，先端に空間を保持しながら行うと良い．また圧入の瞬間に，痛みの訴えや眼瞼の皮下水腫が生じる場合は，即刻中止する方がよい．涙洗針先端が涙小管や涙のうに迷入または貫通し，生理食塩水が管外に漏出している可能性がある．

＜ポイント＞

涙小管断裂新鮮例では，局所麻酔薬の注入は，腫れて断端を見失いやすいので浸潤麻酔で行うと良い．

6．骨折性涙道閉塞

中顔面の骨折に伴う骨性涙道閉塞症の 2 症例を紹介する．

1 例目は骨折によって，鼻涙管の物理的な閉塞をきたした症例である（図 9）．16 歳，男性．硬式野球のボールが当たり受傷した．同日当科を受診し，手術を施行した．手術は睫毛下切開で頬骨・上顎骨を露出したのち鼻涙管に単鈍鈎を差し込み用手で整復し，stability が得られたのでプレーティングは行っていない．図10は術中に鼻涙管の閉塞状況を確認する際に用いた涙道内視鏡所見である．整復直前に涙道内視鏡で観察を行い，閉塞部より遠位には内視鏡が侵入不能であったが，整復直後に再度観察すると，物理的に圧排されていた閉塞部分が解除され，内視鏡でその遠位部の観察が可能となった．

もう 1 つの症例は，いわば医原性の閉塞である．56 歳，男性．顔面多発骨折のため前医において整復術を施行．右涙のうおよび鼻涙管に長さ 5 mm

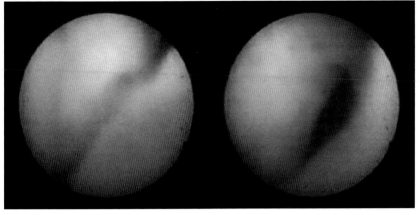

a．整復直前　　　　　　　　　　b．整復直後

図 10. 骨性鼻涙管閉塞の整復時，術前後の涙道内視鏡所見

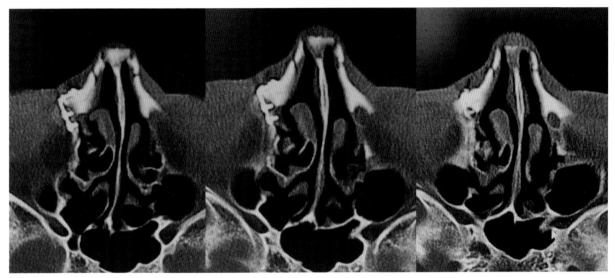

図 11. 涙のう，鼻涙管ごとプレーティング

のチタン製スクリューでプレーティングされ，副鼻腔由来の感染も合併したため涙道閉塞となった（図 11）.

　本ケースでは，プレート抜去および鼻腔側に骨開窓し，涙小管から鼻腔に直接吻合して開存することができた．骨折性涙道閉塞は中顔面の骨折にしばしば合併する．整復の際，時として忘れがちな涙のう・鼻涙管の解剖学的構造やその変位や異常にも注目し，特に同部へのプレーティング位置やスクリューの長さや角度には十分配慮したい．

<＜ポイント＞>

　中顔面骨折に伴い鼻涙管狭窄・閉塞をきたすことがある．涙道の存在，解剖学的位置に留意し，特に上顎骨鼻涙管部のプレーティングの際には貫通に留意する．

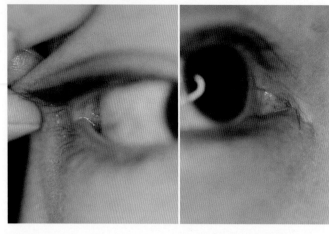

図 12.
内眥部と外眥部の構造の違い

a | b

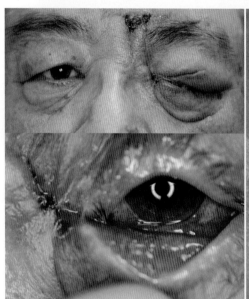
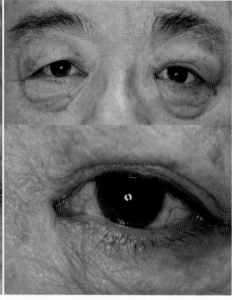

図 13.
内眥部縫合不良による
変形治癒
　a：当院初診時
　b：術後6か月

7．眼周囲軟部組織の変形治癒

　中顔面の骨折に伴う裂傷や挫創の創処置は，顔面骨の変位・変形などによってメルクマールを失いやすく，縫合の際，創縁のオリエンテーションを誤ってしまうことがある．図12のように，外眥の結膜のうは上下眼瞼を連続しているが，内眥は涙丘で分断され上下は連続していない．したがって，外眥の裂傷や小範囲の組織欠損は上下方向から縫縮することもできるが，内眥は上下眼瞼それぞれで完結させないと，図13のようにつじつまが合わなくなる．一般に眼瞼損傷時の縫合処置時に，片側のみ露出するような小孔ドレープを用いるのは，控えたい．左右の眼瞼が露出するようなドレープを用い，左右のバランスを見ながら縫合するとよい．通常，眼瞼部は薄い弁状創となりや

すいために，ただでさえ trap door deformity となりやすい．外傷は少なからず組織の絶対量が減るため，あたかも萎縮したような変形をきたす．特に下眼瞼においては，内眥～瞼板～外眥の連続する支持組織の存在は極めて重要で，これらに障害が加わり，重力に拮抗するだけの水平方向の緊張，張りが不足すると，兎眼や内反，外反をきたす．

　眼周囲軟部組織の変形治癒は3つの要因が考えられる．
① 垂直方向の組織量不足
② 水平方向の支持力不足
③ 垂直・水平の複合障害
である．

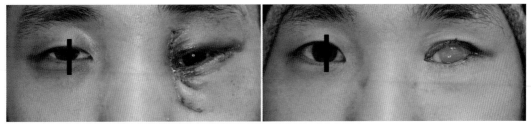

図 14. 内眥部縫合不良による変形治癒

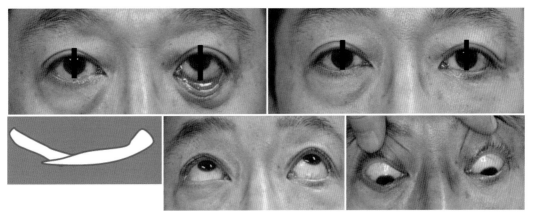

図 15. 水平方向の支持力不足

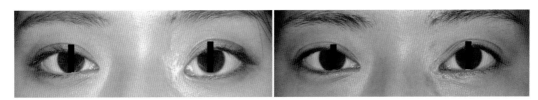

図 16. 内眥の再建

① 垂直方向の組織量不足

図 14 は，眼窩骨折に眼球破裂（失明）・軟部組織損傷症例（受傷後 2 週間）である．前医によりデブリードマン・縫合処置がなされていた．縫合時のアライメントのズレがあった可能性も否めないが，変形治癒の主因は，① 垂直方向の組織量不足であった．眼窩骨折の整復と同時に，Z や W 形成を用いて左右から寄せる皮面形成と眼輪筋整復，内眥形成を行い修復した．

② 水平方向の支持力不足

図15は，頬骨骨折整復術後に下眼瞼外反が発症したと紹介されてきた症例である．菲薄化，弛緩した瞼板下縁から眼窩縁に達する瘢痕が原因の医原性外反および兎眼である．皮膚および結膜はできるだけ温存し，内部の瘢痕を切除，切離を行い，水平方向の支持力を増強するために，幅 5 mm の耳介軟骨（舟状窩より採取）を内眥靭帯裏面から外側眼窩縁の内側に埋め込むように固定し，かつ中央部は瞼板下縁に沿って移植し，下眼瞼全体を支えるように調整した．下段は術後 1 年経過時である．LERs の癒着剝離，脂肪移植も行ったが上方視，下方視時の可動域制限の後遺症を認める．

水平方向の支持力再建のうち，最も難しいのは，内眥形状の再建である．内眥形態の構成主成分は内眥靭帯であるが，単に水平方向への 2 次元のベクトルだけではなく，深部方向へのベクトルと合わせて 3 次元となっている．さらに，眼瞼の涙点部分は涙小管水平部分よりやや高い位置となっている．これを再建するために，筆者は外腹斜筋筋膜を用いて，眼窩縁に 3 mm のスクリューで固定することで内眥部のベクトルを再現し，かつ眼輪筋弁，または耳介軟骨移植によって涙点の高まりを作成している（図 16）．

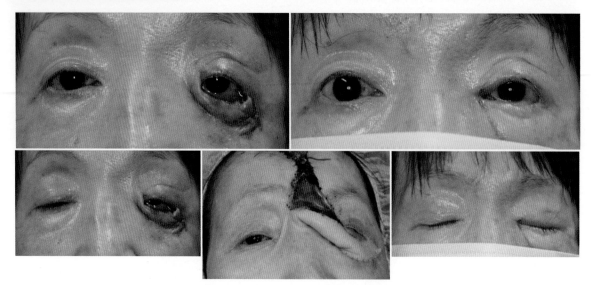

図 17. 垂直・水平方向の再建, 前額皮弁(古典的皮弁)

③ 垂直・水平方向の複合障害

時に中顔面外傷の重篤な合併症として, 眼瞼欠損がある. 特に垂直方向と水平方向の同時に再建が必要な眼瞼全欠損に対する術式は, しばしば難渋する. 質感やカラーマッチが良い隣接組織からの Malar flap をはじめ, VY 前進皮弁の局所皮弁, 外側眼窩皮弁(lateral orbital flap)などの動脈皮弁が first choice となるであろうが, やむを得ない状況であれば, やや質感には劣るが遠隔部からの遊離皮弁などを選択されることもある. いずれにせよ, 症例の状況に応じて最適な術式選択をする.

そこで, 特に下眼瞼の広範欠損時に, 筆者がしばしば用いる術式, 前額皮弁(Median forehead flap)を紹介したい. 前額皮弁はインド造鼻術に始まる古典的皮弁である. 前額部皮膚特有の厚みと強度のおかげで, 経時変化による萎縮が少ないため, 長期にわたって垂直方向の組織量・水平方向の支持力を十分に補い続けることが可能である. シンプルであるが, 様々な複雑な再建方法と遜色ないどころか, むしろ整容的に優れているといっても過言ではないと筆者は考えている.

図17は, 外傷性下眼瞼欠損に対して眼周囲から各種皮弁を用いた修復が行われたため, もはや隣接する皮弁での, 垂直・水平方向の要件を満たす再建は困難となった症例に, 前額部皮弁を用いた. 結膜がある程度残存していたため, 眼瞼部の裏打ちとしての粘膜移植は使用していない. 2週

間後に皮弁切離, 3か月後に内眥形成を追加した. 下眼瞼に沿って涙液メニスカスを形成している(フルオレセイン染色で涙液が黄色に染まっている).

<ポイント>

眼周囲軟部組織の変形治癒は3つの要因が考えられる. ① 垂直方向の組織量不足, ② 水平方向の支持力不足, ③ 垂直・水平の複合障害であり, それぞれに応じた再建方法を選択することが重要である.

参考文献

1) 西村香澄ほか:麻痺性外斜視に対する眼球固定術と外直筋 Tenon 嚢固定術. 眼臨紀. **10**(3):244-249, 2017.
2) Linberg, J. V.:Outpatient dacryocystorhinostomy and anesthesia techniques. Lacrimal Surgery. 146-147, 1988.
3) Kurihashi, K.:Canalicular reconstruction for difficult cases;lacrimal stents and multiple traction sutures. Ophthalmologica. **209**:27-36, 1995.
4) 中村泰久:涙道疾患の病態と診断 外傷, 眼科診療プラクティス 80 涙道疾患の診療. 22-23, 文光堂, 2002.
5) 小川 豊:Lateral orbital flap による義眼床再建. 形成外科. **41**:125-129, 1998.
6) Javadarashid, R., et al.:Visibility of different intraorbital foreign bodies using plain radiography, computed tomography, magnetic resonance imaging, and cone-beam computed tomography:An in vitro study. Can Assoc Radiol J. **68**:194-201, 2017.

PEPARS No.180 : 71-77, 2021

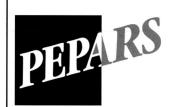

◆特集／顔面骨骨折を知り尽くす

顔面骨骨折後遺症
—整復が困難な骨折や骨折後の変形に対する治療—

樫山和也*¹ 矢野浩規*² 田中克己*³

Key Words：顔面骨骨折(facial fracture)，鼻篩骨骨折(nasoorbitoethmoidal fracture)，鼻骨骨折(nasal bone fracture)，頬骨骨折(zygomatic fracture)，下顎骨骨折(mandibular fracture)

Abstract 外傷の初期治療時に受傷時の合併症等の問題で顔面骨骨折に対して満足のいく治療ができない場合がある．また，骨折の部位や程度により整復に難渋する骨折をしばしば経験する．そのため，治療は行ったものの術後経過観察の中で変形等が明らかになり，修正手術を必要とすることがある．例えば鼻篩骨骨折は高エネルギー外傷とともに生じることが多く，頭蓋内損傷を含む他の合併損傷のため顔面の治療が十分にできず，短鼻や鞍鼻などの変形を残しやすい．その他にも徒手整復された鼻骨骨折の術後斜鼻変形，頬骨骨折手術における眼球陥凹や頬骨部扁平化などの残存，上顎や下顎骨折における咬合異常や開口障害などがある．後日の再建の際には骨のみではなく，皮膚や粘膜の状態や各器官の機能を十分に熟考の上で治療を行う必要がある．

はじめに

受傷時の合併症等の問題で受傷後早期に生命予後を優先したため満足のいく顔面骨骨折の治療ができない場合がある．また，整復に難渋する骨折や整復術は行ったものの術後経過観察の中で変形等が明らかになり，修正手術を必要とすることがある．本稿では，上記のような症例を中心に解説する．

鼻篩骨骨折

鼻篩骨骨折は高エネルギー外傷により生じることが多く，前頭骨折(前頭鼻篩骨骨折)やLe FortⅡおよびⅢ型骨折の一部として生じることがしばしばある．解剖学的には涙道や前頭鼻管が存在し，涙嚢稜の近くには内眼角靭帯が付着してい

る．そのため正確に整復しないと鞍鼻や短鼻などの鼻変形，内眼角靭帯の外側転位による眼角解離，眼窩内容量の拡大による眼球陥凹，鼻涙管閉塞による流涙，前頭鼻管の損傷による排出障害など機能的・形態的に大きな障害を残す．初期手術においては骨折の整復固定，内眼角靭帯の再建，導涙機構の維持を同時に行う必要がある．その際には術後の皮膚や粘膜の拘縮に抵抗できるようにしっかりとした外鼻錐体と眼窩縁の再建が重要である[1]．しかし，鼻篩骨骨折は視束管損傷による視力障害や頭蓋底骨折による髄液鼻漏などを伴っている場合も少なからずあり，かつ内臓損傷，骨盤骨折など生命のリスクを伴った合併外傷がある場合も多い．合併している病態を考えると，そもそも初期手術での授動のリスクを考えると手術適応自体に悩むことがある．そのため，これらの問題を受傷後早期の治療の段階で解決できない場合には，後日の再建手術が必要となる．しかし，時間が経つと皮膚や粘膜の拘縮が生じ，満足のいく顔面形態の再建を得ることは非常に難しくなる．特に短鼻や内眼角隔離は後日の再建は非常に困難で鼻篩骨骨折治療のジレンマである．

*¹ Kazuya KASHIYAMA, 〒852-8501 長崎市坂本1丁目7番1号 長崎大学医学部形成外科，准教授
*² Hiroki YANO, 長崎大学医学部形成外科/大分県厚生連鶴見病院形成外科，主任部長
*³ Katsumi TANAKA, 長崎大学医学部形成外科，主任教授

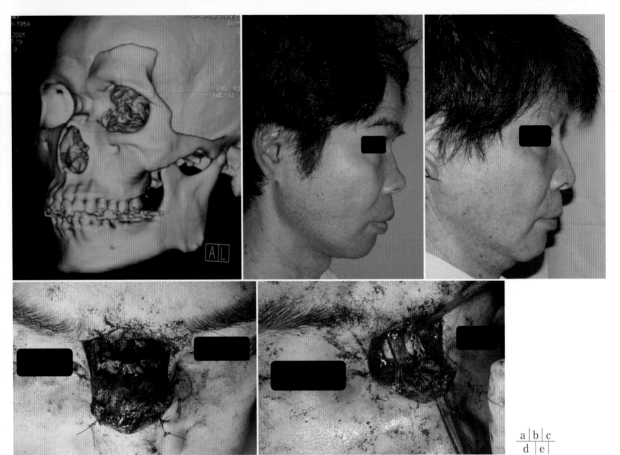

図 1. 鼻篩骨骨折の典型的な短鼻（陳旧例）と鼻篩骨骨切り術（文献 1 より一部引用）
鼻背は短縮して鼻尖部が上方へ偏位し，nasolabial angle が開大している.
a：再建手術前の CT
b：再建手術前の側面
c：再建手術後 12 年の側面
d：鼻篩骨骨切り術と拘縮した鼻粘膜の解除
e：鼻篩骨骨切り術に合わせて鼻根部のギャップに対して頭蓋骨外板移植を行い，
　　内眥靭帯の transverse wire reduction を行った.

　　鼻篩骨骨折後に生じる鼻変形には鼻骨部の陥没
による鞍鼻と鼻背の短縮による短鼻がある. これ
らの鼻変形は受傷後時間が経つと骨格的な問題に
加えて，皮膚や皮下組織の瘢痕，拘縮した鼻腔粘
膜や鼻中隔のために再建が難しくなる. 特に短鼻
は粘膜の拘縮により徐々に症状が増悪していくこ
とから患者の整容的な訴えは強い. その治療に関
しては，皮膚と骨および鼻腔粘膜を同時に再建し
得る方法が必要となる. 皮膚や鼻粘膜の拘縮を考
慮しないで鼻背へ単純な cantilever 式の骨移植を
行うのみでは鼻尖の挙上が強調されるばかりで症
状の改善は見込めないことも多い. 短鼻変形の修
正には鼻中隔軟骨の延長や骨延長などの報告があ

るが[2)3)]，鼻粘膜の拘縮の解除と再拘縮に負けな
いしっかりとした土台を再建する方法としては鼻
篩骨骨切り術（naso-ethomoidal osteotomy）があ
る（図 1）[1)4)5)]. 骨切り部位の直上または冠状切開
で鼻根部へアプローチして前頭鼻骨縫合部と鼻背
部の剥離を行う. また，両側下眼瞼切開と上口腔
前庭切開を行って眼窩下壁と内側壁および上顎骨
前面と梨状孔下縁，鼻腔底を骨膜下に剥離する.
鼻根部では骨折線または前頭鼻骨縫合部のやや下
方で骨切りを行う. 眼窩内下壁は涙嚢の後方で骨
切りを行い，また眼窩下縁から梨状孔外側縁に向
かって上顎骨前壁の骨切りを行う. 続いて口腔内
と鼻根部よりノミを用いて鼻中隔を高位および低

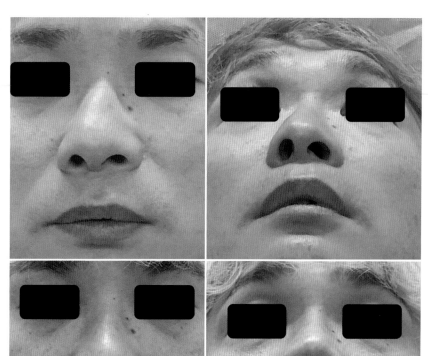

図 2.
鼻骨骨折治療後に残存した斜鼻と
通気障害
数十年前に鼻骨骨折の治療を受け
た症例. 斜鼻と鼻孔形態の左右差,
通気障害を認める.
Open rhinoplasty による鼻中隔矯
正と軟骨移植および鼻骨骨切り術
を行った.
　　a：手術前の正面
　　b：手術前の base view
　　c：術後 3 か月の正面
　　d：術後 3 か月の base view

位で骨切りする. 骨切り後に骨性および軟骨性外鼻を十分に授動させる. 授動の際には拘縮した鼻粘膜や鼻中隔を十分に処理しないと骨が十分に移動できず, 後戻りの原因になる. そのため, 鼻粘膜と鼻中隔の確実な切断は本術式において最も重要である. 移動を行った後に前頭鼻根部と両側の眼窩縁または梨状孔縁部分のプレート固定を行う. 移動により生じた骨間隙には骨移植が望ましい. 鼻篩骨骨切り術では前頭鼻骨部を骨切りすることにより同部位の骨延長を行うことができる. そのため, 短鼻だけでなく鞍鼻に対する治療効果も大きい.

鼻骨骨折

　鼻骨骨折の骨折形態は外力の程度により様々であるが, そのほとんどは軸のずれる斜鼻変形であり皮膚切開を必要とするようなアプローチではなく closed reduction の適応となることが多い. 顔面骨骨折の治療の中ではおそらく形成外科医とし

て最初に執刀を任される骨折であり, 最も多く経験する骨折である. しかし, 意外に良好な結果が得られやすい骨折というわけではなく, 受傷前の形態と機能を回復させるのは難しい. 特に生来鼻中隔弯曲があった症例では徒手整復で戻しても外固定のみでは斜鼻変形が再燃しやすい. 患者が治療後も鼻の変化の残存を訴えることは少なからずあり, 治療後の鼻の変化に対する再評価や十分な経過観察や再手術は重要である[6]~[8].

　治療後も残存する可能性のある鼻部の後遺症には矯正不足によるもの, 偏位, 鼻中隔の弯曲, 通気障害などがある. 本稿では斜鼻について解説する. 斜鼻には主たる変形の部位により骨性斜鼻, 軟骨性斜鼻, およびその両者が合併した斜鼻がある. 程度の強い場合や鼻中隔の偏位を伴う場合は鼻閉を生じることがある. 斜鼻変形の治療の目的は整容性の改善と鼻閉の改善であり, 矯正術により対称性と鼻呼吸の正常化を図る必要がある(図2). 外鼻錐体の曲がりをきたした骨性斜鼻に対し

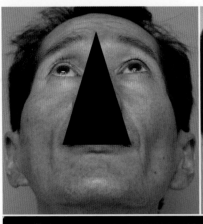
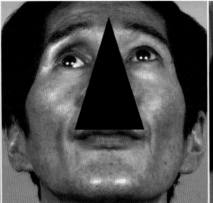
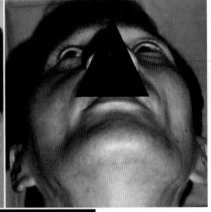
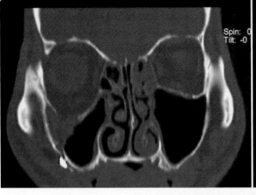
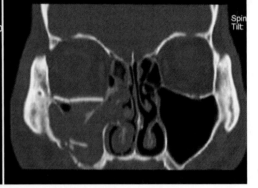

a	b	c
d	e	

図 3. 頬骨骨折治療後に生じた眼窩底破綻により眼球陥凹

a：右頬骨骨折，受傷後

b：右頬骨骨折，術後．右眼球陥凹を認める．

c：右眼窩底再建後

d：右頬骨骨折，術後 CT．右眼窩底の破綻を認める．

e：右眼窩底再建後，自家骨移植により眼窩底再建を行った．

ては矯正骨切り術が適応となる．上外側鼻軟骨や鼻翼軟骨が変形している斜鼻では鼻中隔の矯正術や軟骨移植を併用した上外側鼻軟骨や鼻翼軟骨の処置が必要となる[9]．

頬骨骨折

　頬骨は上顎骨，前頭骨，眼窩構成骨に隣接して存在している．そのため頬骨弓単独で生じる骨折から上記構造物を巻き込んで起こる骨折まで様々な形態の骨折がある．また，頬骨弓部の骨折が重なり合う場合や頬骨体部から頬骨弓が外側に張り出すタイプの骨折は整復する方向に力が加えづらいことがある[10]．さらに，内側変位型の骨折では整復後に眼窩眼球陥凹をきたすこともあるので注意が必要である（図3）[11)~13)]．ORIF では通常，頬

骨前頭縫合，眼窩下縁，頬骨下稜の3か所を各々のアプローチ部位から覗き込みながら固定する．しかし，これらの固定点は四面体をなす頬骨の一面に集中して存在しているため，見て確認できない部分の整復がきちんとできているのかの判断は難しい．また，視認できない部位に第3骨片を伴った骨折があった場合は，術後同部位より偏位をきたす可能性がある．整復が不十分な場合には眼窩外側の下方への拡大による外眼角の下降，眼球陥凹，眼瞼の外反，頬部の扁平化などが生じる．その場合には矯正骨切り術の対象となる．頬骨切り術を行う際にはリモデリングを考慮して頬骨前頭縫合部の骨を数mm切除するなどして頬骨体部と眼窩の対称性を得ることが重要である．

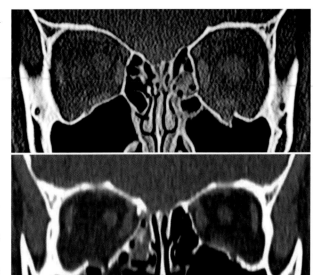

図 4.
小児眼窩底骨折の CT 画像，いずれも
9 歳
　　a：左眼窩底骨折，missing rectus
　　　（−）
　　b：右眼窩底骨折，missing rectus
　　　（＋）

眼窩骨折

　眼窩底骨折では，外眼筋の絞扼や損傷を原因とする複視や眼球運動障害という機能的な問題と眼球内容の脱出による眼球陥凹という整容的な問題とを解決する必要がある．手術の時期に対する意見は様々であるが，待機手術となることが多い．しかし，両眼視で強い複視を訴える症例で，画像で線状骨折，missing rectus（＋）の場合は緊急手術が必要となる[14]．筋絞扼を伴う場合は，筋肉の阻血による不可逆的変化のため手術時期が遅れるほど回復に時間がかかり後遺症が残る可能性が高まるためである．また，筋絞扼を伴う場合は眼球運動障害のみならず痛みや迷走神経反射などの症状も強く生じるため，その解除の意味も込めて緊急手術の適応が望ましい．眼窩底骨折で術後に複視を残すものの多くは筋絞扼を伴った下壁 linear type 骨折で手術までに時間を要した missing rectus（＋）の症例である（図4）[15]．このような症例は主に小児に生じ，痛みや吐き気などの強い症状を伴う．一度でも症例の経験があれば症状と画像所見から眼窩底骨折を疑うことは難しくない．しかし，症状を知らない状態で画像診断のみから missing rectus（＋）を指摘するのは難しい．経験上，このような症例で術後に複視が残存したのは

形成外科医がいない施設に緊急搬送された場合や頭部外傷など他の部位の外傷を伴っていた場合に痛みや嘔吐の原因が眼窩底骨折であると判断されず，他の原因であると誤認され時間が経ってしまった症例が多かった．

　これに対して眼球陥凹は時間の経過とともに明らかになることが多いため，ある程度の待機手術が望ましいとされる．時間が経つと瘢痕や癒着のため手術操作は難しくなるが，眼球陥凹の程度判断は容易になる．

下顎骨骨折

　下顎骨は顔面骨の中で唯一関節を持つ骨であり，整復固定の際にはそのことを念頭に置く必要がある．顎関節は左右一対となっており，咀嚼や発音，嚥下運動などに重要な役割を果たしている．下顎骨折の治療は大別すると顎間固定による保存的治療とプレートシステムなどを使用した観血的治療に分かれる．欠損がなく骨片の転位が少ない骨折の場合は顎間固定のみで咬合を含めた良好な再建が得られることもあり，保存的治療が適応されることもあるが，治療期間が長くなる欠点もあり，患者との相談の上で観血的整復を行うこともある．ただ，関節突起の関節内骨折の場合は下顎枝の短縮も少ないこと，アプローチによる顔

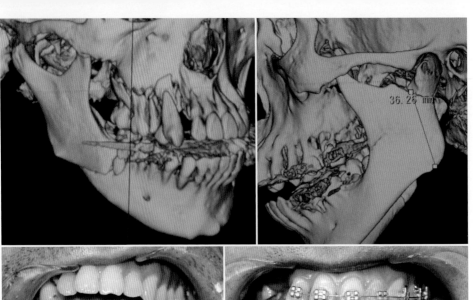
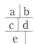

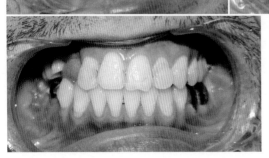

図 5.
上顎骨歯槽骨骨折，右下顎枝～体部骨折，左関節突起骨折
　a：右下顎枝～体部骨折を認める．
　b：左関節突起骨折を認める．
　c：術前，下顎枝の左右不均等により前方開口を認める．
　d：骨折治療後，前方開口が残存している．
　e：上下顎骨切り後，咬合は改善している．

面神経損傷など合併症の可能性が高いことなどから保存的治療を選択することが多い[16]．通常，下顎骨折の治療を行う際には咬合の再建を念頭に治療を行う．しかし，ここで1つ注意点がある．関節突起の骨頭に骨折がある場合は，咬合よりも顎関節の可動域を優先して治療すべきであるという点である．骨頭に骨折がある場合は咬合を気にするあまり過剰な期間の顎間固定を行うと顎関節の拘縮を引き起こす可能性がある．咬合異常については，矯正および上下顎骨切り術を行うことで時間はかかるものの改善可能である（図5）．しかし，顎関節の拘縮に関しては確立された治療はまだ存在しない．そのため，関節突起骨頭の骨折においては咬合よりも早期のリハビリテーションによる開口訓練が重要である．

参考文献

1) 矢野浩規，平野明喜：【顔面骨骨折治療のコツとpitfall】鼻篩骨骨折治療の要点と注意点．PEPARS．**18**：18-25，2007．
2) 力丸英明，清川兼輔：【鼻の変形の治療―私の手術法と工夫―】短鼻　仮骨延長を応用した高度短鼻の治療法．形成外科．**55**：877-882，2012．
3) 大口春雄：【鼻の変形の治療―私の手術法と工夫―】短鼻　鼻中隔軟骨延長術による治療法．形成外科．**55**：869-875，2012．
4) Converse, J. M.：Surgical elongation of the traumatically foreshortened nose. The perinasal osteotomy. Plast Reconstr Surg. **47**：539-546, 1971.
　Summary　Perinasal osteotomyによる鼻篩骨骨切り術の報告．
5) Wolfe, S. A.：Lengthening the nose：a lesson

from craniofacial surgery applied to posttraumatic and congenital deformities. Plast Reconstr Surg. **94** : 78-87, 1994.

Summary　鼻篩骨骨切り術における鼻腔粘膜の処理の重要性について説明されている.

6) Higuera, S., et al. : Nasal trauma and the deviated nose. Plast Reconstr Surg. **120** : 64s-75s, 2007.

7) Hwang, K., Lee, H. S. : Early reexploration after closed reduction of nasal bone fracture. J Craniofac Surg. **21** : 603-605, 2010.

8) Hwang, K., et al. : Complications of nasal bone fractures. J Craniofac Surg. **28** : 803-805, 2017.

9) 宮脇剛司：【東洋人における Rhinoplasty】斜鼻の治療. 形成外科. **58** : 245-255, 2015.

10) Kelley, P., et al. : Evaluation and treatment of zygomatic fractures. Plast Reconstr Surg. **120** : 5s-15s, 2007.

11) Ebrahimi, A., et al. : Enophthalmos and orbital volume changes in zygomaticomaxillary complex fractures : is there a correlation between them? J Oral Maxillofac Surg. **77** : 134.e131-134.e139, 2019.

12) Chen, C. T., et al. : Management of posttraumatic enophthalmos. Chang Gung Med J. **29** : 251-261, 2006.

13) Clauser, L., et al. : Posttraumatic enophthalmos : etiology, principles of reconstruction, and correction. J Craniofac Surg. **19** : 351-359, 2008.

14) Yano, H., et al. : Urgent rescue of 'missing rectus' in blowout fracture. J Plast Reconstr Aesthet Surg. **62** : e301-304, 2009.

15) 矢野浩規ほか：【眼窩骨折の手術適応】当科における過去 10 年間の眼窩底骨折手術　われわれの手術適応. 日頭頸顎外会誌. **30** : 9-15, 2014.

16) 川上重彦：【顔面骨骨折治療のコツと pitfall】下顎骨関節突起骨折. PEPARS. **18** : 51-57, 2007.

PEPARS No.180：78-86, 2021

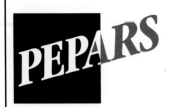

◆特集／顔面骨骨折を知り尽くす

稀な骨折を知る：小児の顔面骨骨折・高齢者の顔面骨骨折

渡邉亮典[*1]　加藤　敬[*2]　古橋明文[*3]
梅本泰孝[*4]　古川洋志[*5]

Key Words：小児顔面骨骨折（pediatric facial fracture），眼窩底線状骨折（linear orbital fracture），高齢者顔面骨骨折（elderly facial fracture），無歯顎（edentulous mandible）

Abstract　形成外科領域において顔面骨骨折は臨床において取り扱うことの多い疾患の1つである．しかし小児や高齢者の顔面骨骨折は比較的稀であり治療方針に一定した見解がないのが現状である．小児は解剖学的に成人と異なり骨質が弾性力に富んでおり，顎内の未萌出歯牙や未発達の副鼻腔の存在があることで骨折の偏位が軽度な場合が多い．一般的には保存的療法が選択される傾向にあるが，特殊な外傷として眼窩底線状骨折に眼窩内容物の絞扼を伴う White Eyed Blowout Fracture があり，緊急手術を要することがあるので注意が必要である．高齢者は加齢に伴い，骨性治癒能力が低く，顎骨の萎縮があり欠損歯数も多い．また，何らかの基礎疾患を有していることが多く，顔面外傷に伴う咀嚼障害による ADL の低下やせん妄などの精神症状を発生しやすいことから，治療方針に苦慮することが多い．それぞれの患者に合わせて適切な手術療法と保存療法を選択することが重要である．

はじめに

　小児は顎顔面骨格の成長発育があり，受傷後の不正咬合が生じる可能性があるのに加え，歯の萌出状態によっては治療が困難となる．また，高齢者は骨性治癒力の低下や加齢に伴う歯牙欠損に加えて基礎疾患の存在がある．いずれも正確な診断を行うとともに，症例ごとの事情を考えて治療方針を決めていく必要がある．

小児顔面骨骨折

1．小児顔面骨骨折の疫学

　小児の顔面骨骨折の頻度は成人よりも低く，顔面骨骨折全ての約5～15%程度である．また，小児の顔面骨骨折は乳児で最も少なく，5歳未満では顔面骨骨折の約0.87%～1.0%であるが，年齢が上がるにつれて徐々に増加していくと報告されている[1]．

　受傷部位は下顎骨単独が最も多く，成人と比較して頬骨骨折が少ないと報告されている[2,3]．理由として，運動能力や活動範囲に制限があり，転倒や転落などにより顔面骨で最も突出している頤部を受傷するためであるとされている．また Rowe は小児の上顎洞は未発達であり，頬骨や上顎骨が頭蓋と強固に連絡しているため頬骨骨折が少ないと示している[4,5]．

2．小児顔面骨の解剖

　小児顔面骨は独特の特性を持っており，成人顔面骨と比較して解剖学的および生理学的に大きく

*1　Ryosuke WATANABE，〒480-1195　長久手市岩作雁又1番地1　愛知医科大学形成外科，医員助教
*2　Takashi KATO，〒457-8510　名古屋市南区三条1-1-10　JCHO中京病院形成外科，診療管理責任者
*3　Akifumi FURUHASHI，愛知医科大学歯科口腔外科，講師
*4　Yasutaka UMEMOTO，愛知医科大学形成外科，講師
*5　Hiroshi FURUKAWA，同，教授

異なる.

頭蓋骨と顔面の容積比率は出生時では8：1だが成人期は2.5：1であり，成長に従って頭蓋骨は4倍，顔面は12倍に増大する[1]．よって，小児は大きい頭蓋が衝撃を吸収しやすく，中顔面および下顎骨は保護されるため，顔面骨骨折は起こりにくいと言われている．顔面骨骨折の頻度は年齢とともに増加する一方で，頭蓋骨骨折は減少する傾向にある.

上顎洞と前頭洞は，小児の顔面骨骨折において重要な役割を果たしており，中顔面の骨折頻度と副鼻腔の発達との間に，正の相関関係が存在している．つまり，副鼻腔が成人ほどの大きさに達する思春期にかけて，顔面骨骨折の頻度は増加していく．一方で，成長していない小児期だと外部の衝撃が頭蓋へ伝わりやすく頭蓋底骨折を合併しやすい特徴がある.

また，小児は3段階の歯列期があり，6歳までの乳歯列期，6〜12歳までの混合歯列期，および13歳以降の永久歯列期に分けられている．このうち乳歯列期と混合歯列期の不完全な歯列期には顎内に未萌出歯牙が存在しており，骨の安定性と弾力性を高めている.

骨の構造に焦点を当ててみると，小児の骨は成人の骨と比較して石灰化が少なく軟骨と海綿骨が豊富であり，弾力性と柔軟性を有している．また顔面骨の大部分は厚い脂肪組織の層で保護されており骨折を起こしにくい．ただし，皮質骨は未発達であり骨縫合部が柔軟なことにより若木骨折となる場合が多い[1]．

3．診断と治療方針

小児の外傷による顎顔面損傷は，外観だけでなく機能にも影響を与える可能性があり，将来の成長と発達の障害を回避するために，迅速かつ正確に診断し適切に管理する必要がある．顔面単純X線写真の解釈は困難であり，正確な診断を行うには多くの場合CT撮影検査が必要となる.

小児顔面骨骨折は前述したように厚い脂肪組織で保護されているのにもかかわらず骨折を生じているので一般的には高度のエネルギー外傷に起因している．よって，中枢神経系の損傷の可能性を考慮することが重要である[6]．

小児では一般的には骨質が弾性力に富み，骨折に抵抗性があるため，偏位が軽度な場合が多い．また，外科的侵襲による歯胚の損傷や骨髄炎を起こしやすいこと，自然治癒能力を期待できることなどの観点から，基本的には手術的な整復固定よりは1か月ほどの柔らかい食事摂取を指導するなどの保存的治療が推奨される.

しかし強い外力によって受傷し骨の偏位が高度となった場合は，成人と同様の観血的整復術が必要になる．明確な機能障害や顔面変形を認めた場合は，咬合異常の状態や乳歯，永久歯の発育状態，骨折や手術侵襲が及ぼす顎顔面の成長発育への影響などを総合的に判断しチタンプレートや吸収性プレートによる整復術を選択する．チタンプレートによる整復術を施行した場合には，成長過程における顎顔面骨の成長障害などを考慮し，骨癒合後には抜釘術を行う[5]．よって，最近では合併症も少ない吸収性プレートを用いることがほとんどである．手術時期は，小児は骨癒合が早いため，可能な限り早期に行う．術後観察期間は明確な基準はないが成長終了期までが望ましいとされている.

4．小児鼻骨骨折

鼻骨骨折は，従来X線検査における診断が主流であったが小児は外表からの視診では浮腫でわかりにくいこともあり，近年はCT撮影検査が積極的に用いられるようになっている．鼻骨骨折は側方型骨折と前方型骨折，混合型骨折に分けられ，骨片は外側に転位することが多い[7]．最近は超音波を用いて鼻骨変形の有無を診断する方法も数多く報告されている．超音波検査では，高エコー像を示す骨皮質の連続性を評価し，左右を比較して陥没や変形の有無を評価する[8]．超音波検査は術前診断だけではなく術中整復時にも使用することが可能であり精度の高い整復を行うことができる．塚谷らの報告によれば，鼻骨骨折の診断に超音波検査が用いられた33例中31例で骨折部位の描出が良好であり，整復の際の術中評価に用いることができたとある[9]．また，我々の施設では術前，術後にコーンビームCT（CBCT）を施行して

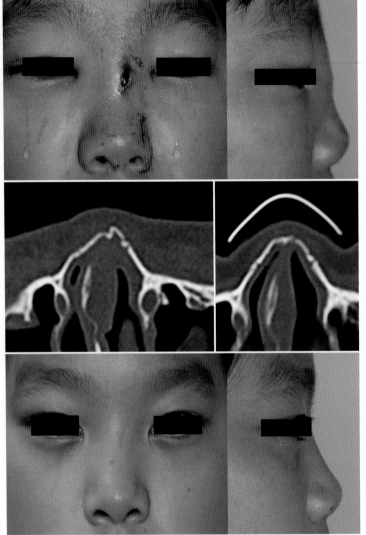

図 1.
症例 1：8 歳，男児
 a：術前正面写真および右側面写真
 b：術前 CBCT．側方型骨折を認める．
 c：術後 1 か月の CBCT．良好な整復を認める．
 d：術後 1 年の正面写真および側面写真

整復の評価をしている．CBCT は空間分解能に優れる特性を有し，骨組織の描出に優れている．座位のまま撮影することが可能で，閉塞感，恐怖感を与えにくいのに加え，低被曝量なので小児に使用しやすい．さらに金属アーチファクトが少ないため，鼻骨整復後の外固定の影響を受けにくいことも利点と考える．

症例 1（図 1）：8 歳，男児

友人が振った金属バットで顔面を打撲し受傷．鼻出血と鼻周囲の腫脹を認め，同日外来を受診．CT 撮影検査にて鼻骨骨折を認めた．受傷後，5 日目に全身麻酔下にて整復術を施行した．術中は超音波を使用し良好な整復が得られた．

5．小児眼窩底骨折

成人の眼窩底骨折の多くは眼窩容積の拡大と上顎洞への眼窩内容物の逸脱を伴う打ち抜き型骨折であるが小児においては線状骨折を呈することがあり注意が必要である．線状骨折は画像所見では骨折が軽微なために見逃されやすい．しかし，この中には眼窩内容物の絞扼を伴い緊急手術の対象となるものがある．症状としては強い眼球運動時痛，嘔気，嘔吐，頭痛などの眼迷走神経反射を認め，眼球の上転不能と強い下転制限を生じる．これは骨折部に外眼筋やその周囲組織がトラップされるために生じる症状であり White Eyed Blow-out Fracture[10] と呼ばれる．小児では骨が柔らかいため，眼窩に外力が加わった時に骨折部の骨片が完全には離断せず，しなって生じた間隙から眼窩内容物が脱出する．そのため，骨片が元の位置に戻る際に，眼窩内容物は細い間隙に挟み込ま

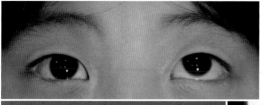
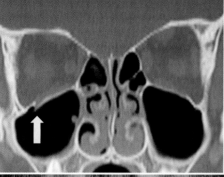
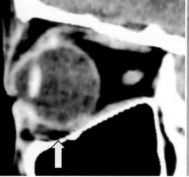
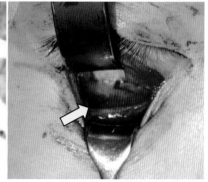
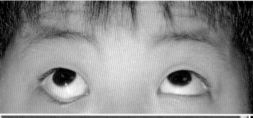
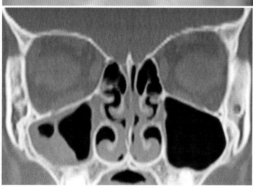
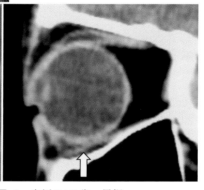

a		
b	c	d
e		
f	g	

図 2．症例 2：9 歳，男児

a：術前所見．上方視にて右眼球の上転障害を認める．
b：術前 CT 前額断．右眼窩底に線状骨折を認め（矢印），下直筋の絞扼を疑う．
c：術前 CT 矢状断．Missing rectus sign を認める（矢印）．
d：術中所見．骨折部位を認め（矢印），絞扼の解除ができた．
e：術後所見．上方視にて右眼球の上転障害の改善を認める．
f：術後 CT 前額断．下直筋の絞扼の解除を認める．
g：術後 CT 矢状断．正常な下直筋を認める（矢印）．

れ，そのままトラップされてしまうことが原因である[11]．間隙に組織が挟みこまれることで血流障害を生じ，外眼筋の壊死および瘢痕化により機能的予後を悪くするため可及的早期に手術が必要である．CT では外眼筋嵌頓の所見である missing rectus sign や下直筋の腫大を認めることがあるが判別困難なこともあるので，その場合は MRI の追加撮影が推奨される．

症例 2（図 2）：9 歳，男児

体育の授業中に前転した際に右膝で右顔面を打撲した．受傷 3 時間後に嘔気，嘔吐，頭痛の症状が出現し，外来受診した．診察時，強い眼球運動時痛と上方視の眼球運動制限および複視を認めた．同日，緊急手術を行い，眼窩底に嵌頓してい

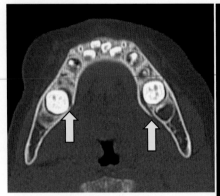
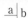
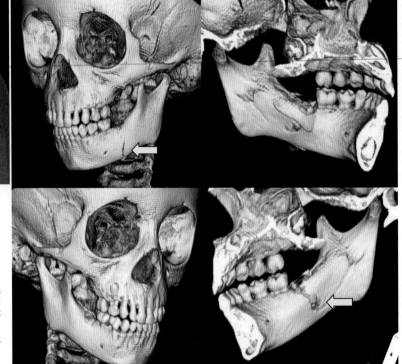

図 3.
症例 3：4 歳，男児
　a：CT 体軸断．第一大臼歯歯
　　胚周囲の皮質骨に骨折線（矢
　　印）を認める．
　b：3DCT．両側下顎骨体部骨
　　折（矢印）を認める．

た下直筋および眼窩内容物を解除し眼窩内に還納
した．骨欠損を認めなかったため，眼窩底の再建
は行わなかった．Traction test で眼球運動に問題
がないことを確認し手術終了とした．術後，複視
の改善を認めた．

6．小児下顎骨骨折

　小児の下顎骨骨折は，関節突起骨折が最も発生
頻度が高く，次いで頤部骨折が多いと報告されて
いる[12)13)]．

　関節突起骨折の治療は，骨のリモデリングによ
り良好な機能的治癒が得られるため保存的治療が
推奨されている[14)15)]．約 2 週間程度の顎間固定を
した後に顎関節強直予防のために早期開口訓練を
開始する．一般的には予後良好とされているが，
Demianczuk らは，小児の関節突起骨折において
4〜7 歳で 24％，7〜11 歳で 16％に下顎骨の成長障
害を認めたと報告し[16)]，山口は，関節突起骨折の
保存的治療に関して受傷時の年齢が 10 歳未満で
は全例障害は認めなかったが，10 歳以降に受傷し
た症例では増齢とともに開口障害や開口時下顎偏
位が増える傾向であったと述べている[17)]．

　頤部や骨体部，下顎角部，下顎枝部骨折の治療
は，骨片の偏位が少なければ顎間固定などの非観
血的整復固定術を選択されることが多い．しか
し，偏位が大きい，または粉砕した骨折の場合は
将来の成長障害を考慮し成人の骨折と同様の観血
的整復固定術を抜去の必要がない吸収性プレート
で行うべきである[18)]．

　術後は，骨折部の形態の観察だけではなく下顎
骨全体の発育について長期的な経過観察が必要で
ある．

症例 3（図 3）：4 歳，男児

　公園の滑り台上部から転落し，当院救急外来を
受診した．顔面擦過傷および両側下顎の腫脹，疼
痛を認めたが，歯の破折や咬合不全は認めなかっ
た．CT にて両側下顎骨体部骨折（若木骨折）が診
断された．咬合に著しい偏位なく，開口および閉
口運動が可能であったことから保存療法を選択し
経過観察とした．当初は軟食の摂取を進めたが，
約 1 週間で疼痛改善し，普通食の摂取が可能と
なった．

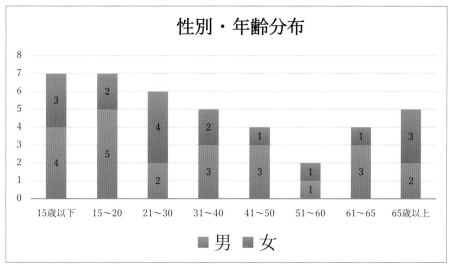

図 4. 当院における顔面骨骨折患者の性別，年齢分布

高齢者顔面骨骨折

1. 高齢者顔面骨骨折の疫学

高齢者の顔面骨骨折についての統計学的検討は多数の報告がある．これまでは成人よりも頻度は低いとされてきたが近年は医療の進歩により活動寿命が延びていることによって増加傾向にあるとされている．Ogura らは女性の顎顔面骨骨折の発生率が高齢者で増加しており，受傷原因は転倒が最も多いと報告している[19]．

2020 年 1 月から 2020 年 12 月までの 1 年間に愛知医科大学形成外科を受診した顔面骨折患者は 40 例であった．そのうち，65 歳以上の患者は 5 例（13％）であった（図 4）．

本邦においては高齢者では下顎骨骨折が多いとの報告が散見され[20]~[22]，部位別頻度では関節突起骨折が最も多いとされている．

2. 高齢者顔面骨骨折の特徴

高齢者は加齢に伴う運動機能の低下により転倒しやすくなり，また，外力に対する防御姿勢および防御反応が鈍くなることにより受傷の機会が増す．また，骨強度の減少により，転倒などの比較的軽微な外力の作用でも骨折を起こしやすくなると指摘されている[20]．

下顎骨関節突起骨折が最も多い原因としては下顎頭によって固定された下顎骨は，体部のどの部分に外力が加わっても細い関節突起に応力が集中

すること[20]や加齢とともに，それまでの咬合圧の大半を支えていた臼歯部が喪失し，下顎に生理的な限界を超えた外力が加わると直接的に顎関節部に伝わること[23]などが考えられる．また，直達骨折と関節突起部の介達骨折の併発による 2 線または 3 線骨折が多いことが特徴的である．

3. 診断と治療方針

診断はパノラマ X 線撮影検査，通常の顔面 X 線撮影検査，3 次元を含めた CT 撮影検査を行う．顎顔面骨骨折の位置，骨片の偏位の程度，軟部組織の浮腫，および出血などに留意しながら診断する．高齢者の顔面骨骨折は比較的軽度の外力によって骨折が生じるので診断で見逃されやすく発見が遅れる場合があるので注意する．歯の喪失や顎骨の吸収などの加齢変化があり，咀嚼活動の制限により精神面への悪影響を及ぼすこともある．さらに基礎疾患を有する可能性が高く，手術の可否に影響することも多い．成人と ADL が異なるだけではなく考慮すべき条件も多く治療法の選択の際は特別な配慮が必要である．

4. 高齢者鼻骨・頬骨骨折

基本的には成人と同様に新鮮例であれば受傷から 2 週間目までに整復術を行う．しかし，高齢者に関しては整容を気にしない，また全身麻酔による手術を懸念する患者も少なくない．機能的障害がなければ，あえて整復しない選択もあり得る．また，入院によるせん妄の発生の可能性を考え，

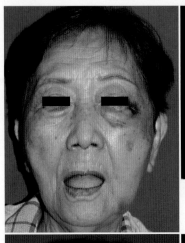
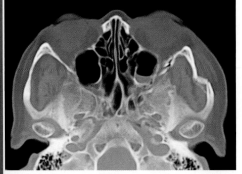
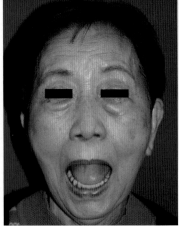
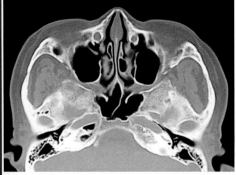

図 5.
症例 4：85 歳，女性
　a：術前所見．2 横指程度の開口
　　障害を認める．
　b：術前 CT．左頬骨骨折を認める．
　　頬骨弓は M 字型骨折をしてい
　　る．
　c：術後所見．開口の改善を認め
　　た．
　d：術後 CT．良好な整復を認め
　　る．

機能障害解除を目的とした最小限の整復に留め短
期入院の治療方針とすることもある．

　症例 4（図 5）：85 歳，女性
　シルバーカーを押しながら歩行中に左側に転倒
し左顔面を打撲した．同日，外来受診し CT 撮影
検査にて左頬骨骨折，硬膜外血腫を認めた．診察
時，開口障害を認め手術を提案したが全身麻酔に
対する拒否があったため，局所麻酔下で頬骨弓の
み Gillies の temporal approach で整復術を行っ
た．術後 1 日目で退院し開口障害の改善を認めた．
硬膜外血腫は保存的治療で改善した．

　5．高齢者下顎骨骨折
　治療は，成人と同様に下顎骨関節突起部の骨折
においては保存療法を選択することが多い．骨体
部の骨折については，骨片の偏位が小さい場合は
線副子または顎間固定用スクリューを用いた非観
血的処置を行い，骨片の偏位が大きい場合はミニ
プレートを用いた観血的整復固定術を行う．

　6．多数歯欠損下顎骨や無歯顎の下顎骨骨折
　高齢者は多数歯欠損や無歯顎の場合が多くあ
り，残存歯の本数，植立状態，動揺度によって処
置方法を選択する必要がある[23]．残存歯の状況に
より安定した咬合関係が得られない場合には，歯
牙を利用した顎間固定が困難であり確実な整復を
望めないことが多い．顎間固定が行える場合にお
いても，顎間固定は生理的に各種ストレスを受け
やすいことや介護上の問題，さらに固定に伴う誤
嚥，気道閉塞の危険性から固定期間は短期間にす
ることが望ましい．また残存歯数が少なく線副子
による固定が困難な場合には，義歯を利用した囲
繞結紮による顎間固定を行う方法もあるが，顎間
固定を避けた保存療法を選択し骨折部の治癒後に
残存歯の咬合調整や義歯による咬合回復を行うこ
とも可能である[24]．1 例として関節突起部単独骨
折において欠損歯が多く上下顎の咬合関係が喪失
している患者は，保存療法にて残存した咬合偏位
に対して義歯による咬合回復，調整が容易である

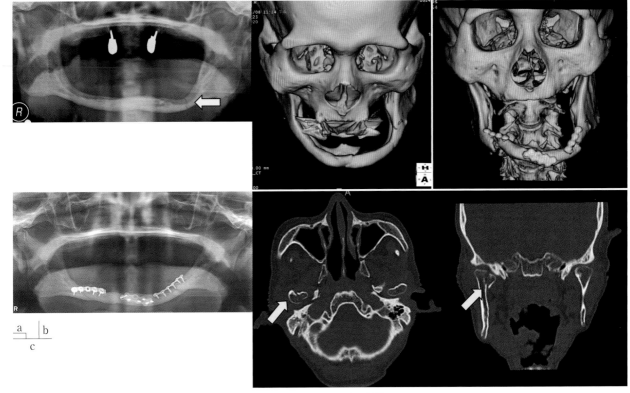

図 6. 症例 5：83 歳，男性
a：パノラマ X 線写真において左側下顎骨体部に骨折線を確認（矢印），CT では下顎正中部にも骨折線を認める．
b：両側下顎骨体プレート固定部において再骨折を生じ，再固定手術を行った．
c：パノラマ X 線写真において右側下顎関節突起部の形態異常を認め，CT で右側下顎関節突起の介達骨折を認める（矢印）．

ことが多い．このように，高齢者の下顎骨骨折では観血的療法を積極的に選択せず，状況に応じた保存療法が選択されることが多く，開口制限を行う場合も開口障害の出現を考え短期間に留めることが望ましいとされている[25]．しかし，下顎骨体部骨折において偏位が大きい場合には患者の基礎疾患などを考慮した上で，可能であれば積極的に観血的療法を選択することも有効である．

症例 5（図 6）：83 歳，男性

歩行中に転倒し頤部を打撲した．下顎部腫脹，開口障害および疼痛による摂食不良を認めたため受診した．下顎は無歯顎であり総義歯使用中であった．画像精査にて下顎骨骨折（複線骨折）と診断された（図 6-a）．ADL 良好であり早期治癒を期待し全身麻酔下での観血的整復固定術を施行した．2 年後，歩行中に再び転倒，頤部を打撲し受診．右側下顎骨体部および前回プレート固定を行った左側下顎骨体部に骨折を認めたため，両側

下顎骨体骨折部の観血的整復固定術を施行し，その後は治癒経過良好であった．しかし，その 3 か月後に 3 度目の転倒により両側下顎骨体プレート固定部において再骨折を生じ，再固定手術を行った（図 6-b）．1 年後，4 度目の転倒により再度，頤部を打撲し，受診．画像精査にて右側下顎関節突起骨折と診断された（図 6-c）．保存療法を選択し，顎間固定バンドによる開口制限を約 1 週間，疼痛が緩和するまで継続した．下顎偏位による咬合不全には義歯を咬合調整し対応した．

まとめ

小児の顔面骨骨折は，骨が成長過程にあるため，受傷後の成長発育に伴う骨格変形や不正咬合の出現の可能性，歯の萌出状態や歯胚の形成状態に十分な配慮を行う必要がある．特に眼窩底線状骨折は緊急手術を要することがあるので注意が必要である．

高齢者の顔面骨骨折においては，加齢による影響を考慮し全身状態や合併症の影響を考慮する．治療の方針を選択する場合は患者本人や家族とよく話し合い，患者それぞれの希望に沿った方針を立てることが重要である．

参考文献

1) Alcala-Galiano, A., et al.：Pediatric facial fractures：children are not just small adults. Radiographics. **28**：441-461, 2008.
   Summary　画像診断の観点から解剖，骨の成長過程など，独特の特徴がある小児顔面骨骨折について言及している．
2) 額田純一郎ほか：小児顎顔面骨骨折 40 症例の臨床統計的検討．小児口外．**5**：1-8, 1995.
3) 岡部孝一ほか：小児顎骨骨折 22 症例の臨床的検討．小児口外．**9**：45-50, 1999.
4) Rowe, N. L.：Fractures of the jaws in children. J Oral Surg. **27**：497-507, 1969.
   Summary　小児下顎骨骨折について解剖学的特徴を踏まえ報告している．
5) 長縄憲亮ほか：当科における小児の顎顔面骨骨折の臨床的検討．日口外傷誌．**18**：6-10, 2019.
6) Faust, R. A., et al.：Maxillary fractures in children. WebMD Web site. http://www.emedicine.com/ent/topic491.htm. Up-dated June 9, 2006. Accessed March 17, 2007.
   Summary　小児の外傷患者における損傷のパターンや治療方針について説いている．
7) 広田佳治ほか：鼻骨骨折の画像診断．日耳鼻．**91**：539-546, 1988.
8) 萩原佑亮：外傷性斜鼻　鼻骨骨折．JOHNS．**35**：573-575, 2019.
9) 塚谷才明ほか：鼻骨骨折整復時の超音波エコー診断．耳鼻臨床．**103**：813-818, 2010.
10) Jordan, D. R., et al.：Intervention within days for some orbital floor fractures：The white eyed blowout fracture, Opthal Plast Reconstr Surg. **14**：379-390, 1998.
    Summary　小児眼窩底骨折の可及的早期の手術が必要であると指摘している．
11) 福島淳一：小児の眼窩壁骨折(white-eyed blow out fracture について)．耳鼻と臨床．**54**：222-225, 2008.
12) Ferreira, P. C., et al.：Retrospective study of 1251 maxillo-facial fractures in children and adolescents. Plast Reconstr Surg. **115**：1500-1508, 2005.
    Summary　ポルトガルの小児 1,251 例の顔面骨骨折について分析した結果を報告している．
13) Goth, S., et al.：Management of pediatric mandible fractures. J Craniofac Surg. **23**：47-56, 2012.
    Summary　小児下顎骨骨折の患者は，整容面や咬合に影響を与える可能性があり，小児特有の管理が必要であると述べている．
14) Strobl, H., et al.：Conservative treatment of unilateral condylar fractures in children：a long-term clinical and radiologic follow-up of 55 patients. Int J Oral Maxillofac Surg. **28**：95-98, 1999.
    Summary　小児下顎骨関節突起骨折 55 例を前向きに検討した結果を解剖学的，放射線学的に述べている．
15) 太田　舜，茂木敏雄：小児関節突起骨折の予後について．口日誌．**32**：1018-1029, 1986.
16) Demianczuk, A. N., et al.：The effect on facial growth of pediatric mandibular fractures. J Craniofac Surg. **10**：323-328, 1999.
    Summary　小児の下顎骨骨折受傷後の非対称性や不正咬合について調査している．
17) 山口一文：顎関節突起骨折の非観血的治療に関する研究．日口外誌．**31**：2120-2134, 1987.
18) Posnick, J. C., et al.：Pediatric facial fractures：evolving patterns of treatment. J Oral Maxillofac Surg. **51**：836-844；discussion 844-845, 1993.
    Summary　顔面外傷の損傷の機序，顔面骨折の部位，軟部組織損傷，また他臓器へ関連する影響などを集計し，管理内容と周術期合併症を調査，評価している．
19) Ogura, I., et al.：Characteristics of Maxillofacial Fractures in Elderly Patients Compared with Young Patients. Int J Oral-Med Sci. **15**(1)：10-16, 2016.
    Summary　顔面骨骨折の 376 人の患者を対象に成人と高齢者の特徴を比較している．
20) 塩谷健一ほか：高齢者における顎顔面骨骨折の臨床的検討．日口外誌．**41**：210-213, 1995.
21) 寺井陽彦ほか：下顎骨骨折 138 症例に関する臨床的検討．日口外誌．**31**：2776-2784, 1985.
22) 大塚和久ほか：顎顔面骨折の臨床統計的観察．日口外誌．**38**：1903-1904, 1992.
23) 伊藤直人ほか：高齢者における顎顔面骨骨折の臨床的検討．老年歯学．**8**：72-77, 1993.
24) 山村哲生ほか：若年層と比較した高齢者における顎骨骨折の臨床的検討．老年歯学．**26**：25-30, 2011.
25) 飯塚　敦ほか：無歯顎・多数歯欠損下顎骨骨折症例の検討．口科誌．**47**：239-243, 1998.

PEPARS

各号定価 3,300 円(本体 3,000 円＋税)．ただし，増大号のため，No. 123, 135, 147, 159, 171 は定価 5,720 円(本体 5,200 円＋税)．
在庫僅少品もございます．品切の場合はご容赦ください．
(2021 年 11 月現在)

掲載されていないバックナンバーにつきましては，弊社ホームページ(www.zenniti.com)をご覧下さい．

2022 年 年間購読 受付中！
年間購読料 42,020 円(消費税込)(送料弊社負担)
(通常号 11 冊＋増大号 1 冊：合計 12 冊)

click

| 全日本病院出版会 | 検 索 |

PEPARS No.180：88-95，2021

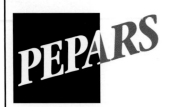

◆特集／顔面骨骨折を知り尽くす

稀な骨折を知る：前頭骨骨折・歯槽骨骨折・blow in fracture

山下　昌信*

Key Words：骨折(fracture)，前頭骨(frontal bone)，前頭洞(frontal sinus)，歯槽骨(alveolar process)，blow in fracture

Abstract　　前頭骨骨折は様々な外力が原因となって生じる．骨折が前頭洞前壁に限局するものは，前額部の皮膚切開や頭部冠状切開から骨折整復固定術を行う．前頭洞後壁にも骨折が及ぶ場合でも，鼻前頭管の開存が保持できれば可能な限り洞の温存を図る．後壁が粉砕し洞の温存が不可能な場合や鼻前頭管の損傷・狭窄が高度な場合は前頭洞の頭蓋化を行い，晩期合併症である粘膜嚢腫や膿嚢腫の発生を防ぐ．歯槽骨骨折は顎骨の歯槽突起に生じる骨折で，上下前歯部にみられることが多く通常1〜数歯を含んで一塊に骨折する．可能な限り早期に治療を行い骨折を整復するとともに，脱落歯や動揺歯の温存に努める．Blow in fracture は眼窩を構成する眼窩壁や眼窩縁の骨折により，骨片が眼窩内へと偏位する骨折の総称である．骨折は pure 型と impure 型に分類され，前者は非常に稀である．骨折整復固定術および眼窩壁が欠損した場合は骨移植による眼窩再建を行う．

はじめに

　頭蓋顔面外科領域の骨折のうち，比較的稀な骨折として前頭骨骨折，歯槽骨骨折，blow in fracture の診断と治療について述べる．

前頭骨骨折

　前頭骨骨折は，交通外傷や転落・転倒，殴打，スポーツ外傷など，様々な外力が原因となり生じる．骨折は前頭洞前壁に限局する軽微なものから，交通外傷などの高エネルギー外傷により組織損傷が頭蓋内にまで及ぶ重度のものまでその程度は様々である．また，その骨折形態により適切な治療方法を選択する必要がある[1]．

1．診　断

　前頭骨骨折の診断や評価には CT が最も有用である[2]．頭部 X 線による診断や評価だけでは不十分である．脳挫傷等の頭蓋内損傷が疑われる場合は MRI 撮影を行う．CT では軸位断，冠状断，矢状断の各スライスで前頭洞前壁，後壁の他，鼻前頭管の損傷や閉塞の有無を必ず確認する[3]．また三次元 CT 画像は頭部顔面全域の骨折の拡がりや変形の把握に有用である．気脳症があれば前頭洞

＊ Masanobu YAMASHITA, 〒920-0293　石川県河北郡内灘町大学1-1　金沢医科大学形成外科，准教授

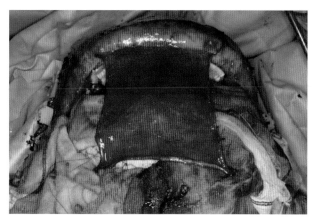

図 1. Pericranial flap

後壁の骨折や前頭蓋底の骨折を疑う．加えて身体所見で水様性鼻漏があれば硬膜損傷が疑われる．

2．治　療

前頭骨骨折治療の基本は，観血的整復固定術による前額形態の修復および前頭洞機能の温存である[4]．前頭骨骨折は他の顔面骨骨折とともに生じることが少なくない．前頭骨骨折と鼻篩骨眼窩骨折が合併した広範な骨折では，前頭骨から鼻篩骨・上顎骨にいたる一連の形態を整復しなければならない．皮切は頭部冠状切開が基本となるが，特に骨折が広範囲に及ぶものや開頭下手術の場合は本切開が必須となる．骨折が前頭洞前壁に限局するものでは受傷時の裂創や前額部皺線を利用した切開，眼窩上縁の骨折では眉毛縁の切開でもよい．いずれも直視下に骨折を確認し整復・固定を行う．

A．前頭洞前壁および後壁の処置

前頭洞に骨折が及ぶもののうち，前頭洞の前壁のみに骨折を認める場合および後壁に骨折を認める場合ではそれぞれ以下のように治療を行う．

1）前頭洞前壁骨折：骨折が前頭洞前壁に限局する骨折では，骨折を整復後に吸収性プレートやチタン製マイクロプレートで固定する．骨折が陳旧化し前頭洞前壁の骨欠損がない例では，ペースト状人工骨を陥凹部へ充填する方法が簡便でよい[5]．

2）前頭洞後壁に骨折はあるが硬膜損傷がなく

また後壁骨片の連続性が保たれていれば，まず髄液漏の有無を注意深く経過観察する．髄液漏がないかあっても保存的に治癒した場合は後壁の整復は行わず前壁のみ整復を行う．

3）前頭洞後壁に骨折があり，硬膜損傷がある場合：開頭下に硬膜を修復する．Pericranial flap[6)7)]（図 1）を挙上し，これにより前頭洞後壁を覆い，さらに後方の前頭蓋底に引き込むことで前頭洞と頭蓋内との交通を遮断する．

4）前頭洞後壁が粉砕している時：この場合は洞を温存することが不可能なため後壁を鉗子で削除し前頭洞腔の頭蓋化を行う[8]．Pericranial flapを前頭蓋底後方に引き込み，頭蓋内と鼻腔を遮断する．

B．鼻前頭管開存の確認

前頭骨骨折治療で重要な点は，「前頭洞から鼻腔へのドレナージ路の確保」である[3)4)]．前頭骨骨折の晩期合併症として，前頭洞粘液嚢腫（mucocele）や膿嚢腫（pyocele）が生じることがある．CT画像で鼻前頭管の損傷や閉塞が疑われた場合は，前頭洞前壁を一旦摘出もしくは開頭下に直視下に鼻前頭管を確認し，必要に応じ骨折の整復やステント留置などの処置を講じる．鼻腔へのドレナージ路の確保が困難な場合は，前頭洞腔の頭蓋化を行った方がよい．

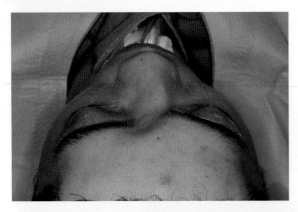

図 2.
症例 1
前額から眉間，鼻根部にかけての著明な
陥凹変形を認める.

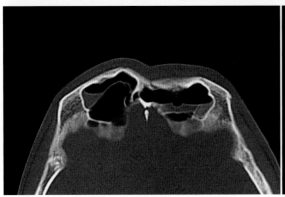 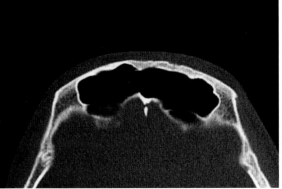

a．術前　　　　　　　　　　　　　　　　b．術後 9 か月

図 3. 症例 1：CT

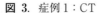

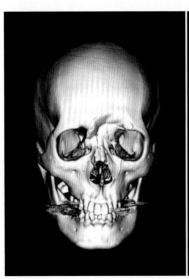 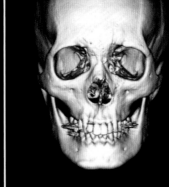

図 4.
症例 1：3 次元 CT
　a：術前
　b：術後 9 か月

3. 症　例

症例 1：17 歳，男性

野球の練習中に打球が顔面にあたり受傷した.
視診上，前額から眉間，鼻根部にかけての著明な
陥凹変形と眼角隔離を認めた(図2). CT上，前頭

洞前壁骨折と鼻篩骨眼窩骨折を認めた(図3, 4).
受傷 12 日目に全身麻酔下に前頭骨鼻篩骨眼窩骨
折整復固定術を行った(図5, 6).

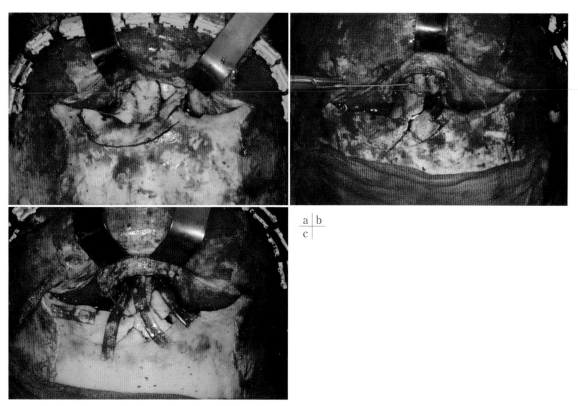

図 5. 症例 1
　a：整復前
　b：transnasal wiring による鼻篩骨眼窩骨折整復
　c：吸収性プレートによる前頭骨前壁骨折整復固定

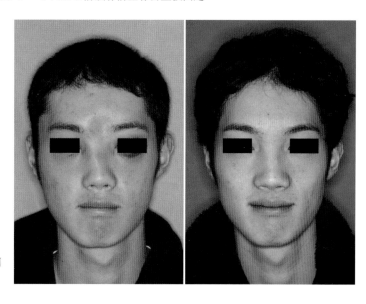

図 6.
　症例 1：正面
　　a：術前
　　b：術後 9 か月

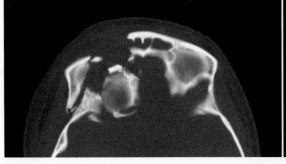
a．術前

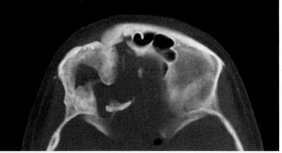
b．術後2年

図 7. 症例 2：CT，前頭洞後壁の骨折

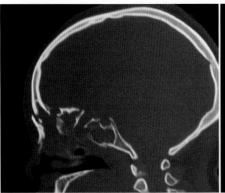
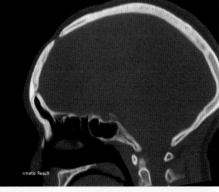

a｜b

図 8.
症例 2：CT，前頭洞後壁の
骨折
　a：術前
　b：術後2年

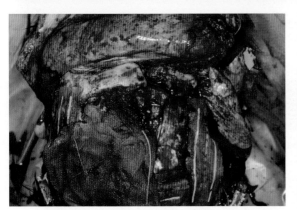
図 9. 症例 2
Pericranial flap による頭蓋内と前頭洞の遮断

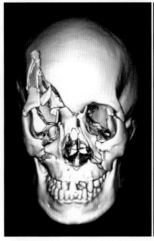
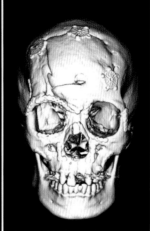

a．術前　　　　　　　　　b．術後2年
図 10. 症例 2：3次元 CT

症例 2：18歳，女性

　シートベルトをせずに乗用車を運転中に自損事故で受傷した．CT および MRI 検査で右前頭葉脳挫傷と硬膜損傷を伴う頭部顔面広範の多発顔面骨骨折を認めた（図 7，8）．前医で脳実質が露出した開放創の洗浄と一時的創閉鎖が行われた後，当院に搬送され後日整復術を行った．頭部冠状切開か

ら術野を展開し，頭蓋内に埋入した骨片を除去した．右側前頭洞後壁は骨折していたが鼻前頭管は開存していたため前頭洞の温存は可能と判断した．顔面骨骨折の整復を行った後，pericranial flap を前頭洞後壁を覆いながら硬膜修復部位の前頭蓋底に引き込み，頭蓋内と前頭洞の交通を遮断した（図 9，10）．

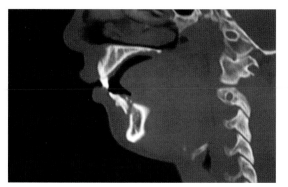

図 11. 症例 3：歯槽骨骨折の CT 所見

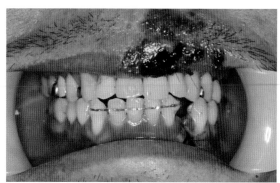

図 12. 症例 3：歯槽骨骨折の徒手整復，縫合，接着性レジンによる歯牙固定

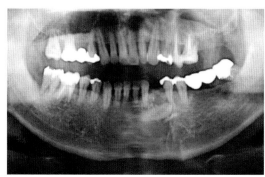

a．術前

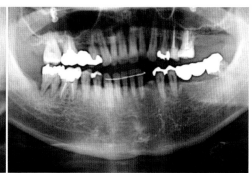

b．術後 3 か月

図 13. 症例 3：パノラマ X 線画像

歯槽骨骨折

歯槽骨とは，顎骨において歯牙が植立している部分を指す．歯槽突起とも言う．

歯槽骨骨折は顎骨骨折のうち歯槽突起に生じた骨折で，同部位への直接外力により起こる．歯槽骨骨折の好発部位は上下顎前歯部で通常 1～数歯を含んで一塊に骨折する．歯槽粘膜裂傷等の軟部組織損傷を伴う[9]．

歯槽骨骨折は顎骨の骨折を含む顔面骨骨折に随伴して認められることが多いが，骨折整復術が待機手術となる場合においても歯槽骨骨折に対しては可能な限り早期の治療を行う．また顎骨の骨折を形成外科医が扱う施設においても，受傷初期からの歯科医師による治療介入が望ましい．

1．診 断

口腔内診察で脱落歯や歯槽粘膜裂傷の有無を確認する．また触診で歯牙動揺の有無を確認する．画像診断は，従来のデンタル X 線，パノラマ X 線による骨折および歯牙損傷の診断の他，CT 画像では微細な骨片まで確認できる（図 11）．

2．治 療

治療は，骨片の徒手整復の後，歯列に鋼線やスプリントを装着して間接的に骨片固定を行う．比較的大きな骨片の場合はマイクロプレートで固定してもよい[10]．脱落歯は可能な限り再植を行い動揺性のある脱臼歯と同様に副子により固定を行い安静を図るが，受傷時の歯根形成段階，歯根膜の損傷程度，受傷からの時間，脱落歯の保存用溶液等によりその予後は異なる．

3．症 例

症例 3：47 歳，男性

飲酒の上バイクを運転し，自損事故で受傷した．CT で上顎 Le Fort I 型骨折，および下顎左側犬歯の脱落と下顎切歯の動揺を伴う歯槽骨骨折を認めた（図 11）．受傷翌日，歯科医により局所麻酔下に歯槽骨骨折の徒手整復と歯槽粘膜の縫合，右切歯左切歯側切歯に対して鋼線と接着性レジンによる固定が行われた（図 12，13）．脱落した犬歯は除去した．後日上顎骨骨折の整復術を行った．

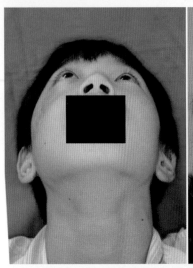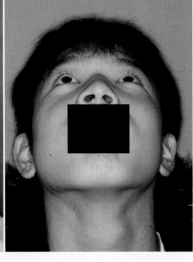

図 14.
症例 4
　a：術前．右側眼球突出を認める．
　b：術後 2 年．眼球突出は改善した．

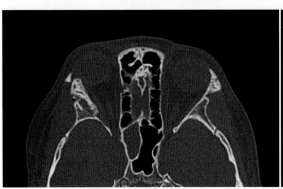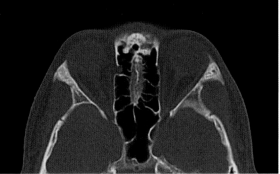

　　a．術前　　　　　　　　　　　　　　b．術後 2 年

図 15．症例 4：CT 軸位断

Blow in fracture

　Blow in fracture[11]は，骨片が眼窩内へと偏位する眼窩周囲骨折の総称である．Blow in fracture は以下の 2 型に分類される[12]．

　① **Pure blow in fracture**：眼窩壁（roof, floor, wall）が骨折し，骨片が眼窩内へ偏位するもの．眼窩縁の骨折は見られない．

　② **Impure blow in fracture**：眼窩縁が骨折し，骨片が眼窩内へ偏位するもの．

　Blow in fracture の多くはこの impure 型で，pure 型は非常に稀である．

1．診 断

　Blow in fracture では眼窩内に偏位した骨片により眼窩内容積が減少した結果，様々な程度の眼球突出を認める．また，impure 型では，眼窩縁の骨折部位によって眼球位置異常を呈する．画像診断は CT が最も有用である．軸位断，冠状断，矢状断の各スライスで眼窩内に偏位した骨片を確認する．三次元画像は impure 型骨折の変形の把握に有用である．蝶型骨骨折を伴う impure 型の骨折では，時に上眼窩裂症候群や視神経症状を伴うことがある．そのため本骨折においては画像診断による骨折の診断に加え視機能の評価が必須である．

2．治 療

　治療は速やかな骨折整復固定術である．粉砕により眼窩縁もしくは眼窩壁が欠損した場合は骨移植による眼窩再建を要する．

3．症 例

症例 4：13 歳，男性

歩行中に乗用車にはねられ側溝に転落して受傷

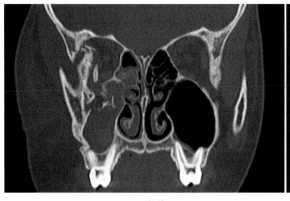
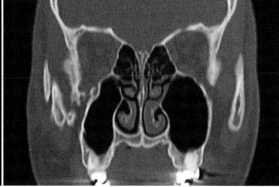

a．術前 b．術後 2 年

図 16．症例 4：CT 冠状断

した．視診上，右側眼球突出と右頬骨隆起の後退を認めた（図 14）．また，CT 上，頬骨骨折内側偏位による impure blow in fracture を認めた（図 15，16）．視力障害や眼球運動制限は認めなかった．全身麻酔下に骨折整復固定術を行った．

参考文献

1）田嶋定夫：顔面骨折の治療改訂第 2 版．克誠堂出版，1999．
2）田中宏明ほか：【顔面骨骨折の治療戦略】前頭骨骨折・前頭蓋底骨折．PEPARS．**112**：14-21, 2016．
3）Rodriguez, E. D., et al.：Twenty-six-year experience treating frontal sinus fractures：a novel algorithm based on anatomical fracture pattern and failure of conventional techniques. Plast Reconstr Surg. **122**：1850-1866, 2008.
　　Summary　1,097 例の前頭骨骨折を調査．鼻前頭管開存が重要．
4）Bellamy, J. L., et al.：Severe infectious complications following frontal sinus fracture：the impact of operative delay and perioperative antibiotic use. Plast Reconstr Surg. **132**：154-162, 2013.
　　Summary　前頭骨骨折治療では早期の形態・機能の改善が重要．
5）辻　直子ほか：リン酸カルシウムペーストによる頭蓋顔面領域の再建．形成外科．**48**：541-548，2005．
6）Wolfe, S. A.：The utility of pericranial flaps. Ann Plast Surg. **1**：147-153, 1978.
　　Summary　Pericranial flap についての最初の論文．
7）Argenta, L. C., et al.：The versatility of pericranial flaps. Plast Reconstr Surg. **76**：695-702, 1985.
　　Summary　Pericranial flap による頭蓋内と鼻腔の遮断について．
8）Gonty, A., et al.：Management of frontal sinus fractures：A review of 33 cases. J Oral Maxillofac Surg. **57**：372-379, 1999.
9）松矢篤三，白砂兼光編：顎顔面の外傷　歯の外傷および歯槽骨骨折．口腔外科学第 2 版．宮崎　正監修．105-107，医歯薬出版，2000．
10）Westermark, A.：頭蓋顎顔面外傷の原則　歯と歯槽骨の外傷．AO法骨折治療　頭蓋顎顔面骨の内固定　外傷と顎矯正手術．下郷和雄監訳．95-99，医学書院，2017．
11）Dingman, R. O., Natvig, P.：The zygoma. Surgery of Facial Fractures. Dingman, R. O., et al., ed. 234-235, WB Saunders, Philadelphia, 1964.
　　Summary　Blow in fracture についての最初の記載．
12）Antonyshyn, O., et al.：Blow-in fractures of the orbit. Plast Reconstr Surg. **84**：10-20, 1989.
　　Summary　Blow in fracture 41 例の症例集積研究．

FAX による注文・住所変更届け

改定：2015 年 1 月

　毎度ご購読いただきましてありがとうございます.

　読者の皆様方に小社の本をより確実にお届けさせていただくために，FAX でのご注文・住所変更届けを受けつけております. この機会に是非ご利用ください.

◇ご利用方法

　FAX 専用注文書・住所変更届けは，そのまま切り離して FAX 用紙としてご利用ください. また，注文の場合手続き終了後，ご購入商品と郵便振替用紙を同封してお送りいたします. **代金が 5,000 円をこえる場合，代金引換便とさせて頂きます.** その他，申し込み・変更届けの方法は電話，郵便はがきも同様です.

◇代金引換について

　本の代金が 5,000 円をこえる場合，代金引換とさせて頂きます. 配達員が商品をお届けした際に，現金またはクレジットカード・デビットカードにて代金を配達員にお支払い下さい(本の代金＋消費税＋送料). (※年間定期購読と同時に 5,000 円をこえるご注文を頂いた場合は代金引換とはなりません. 郵便振替用紙を同封して発送いたします. 代金後払いという形になります. 送料は定期購読を含むご注文の場合は頂きません)

◇年間定期購読のお申し込みについて

　年間定期購読は，1 年分を前金で頂いておりますため，代金引換とはなりません. 郵便振替用紙を本と同封または別送いたします. 送料無料，また何月号からでもお申込み頂けます.

　毎年末，次年度定期購読のご案内をお送りいたしますので，定期購読更新のお手間が非常に少なく済みます.

◇住所変更届けについて

　年間購読をお申し込みされております方は，その期間中お届け先が変更します際，必ずご連絡下さいますようよろしくお願い致します.

◇取消，変更について

　取消，変更につきましては，お早めに FAX，お電話でお知らせ下さい.

　返品は，原則として受けつけておりませんが，返品の場合の郵送料はお客様負担とさせていただきます. その際は必ず小社へご連絡ください.

◇ご送本について

　ご送本につきましては，ご注文がありましてから約 1 週間前後とみていただきたいと思います. お急ぎの方は，ご注文の際にその旨をご記入ください. 至急送らせていただきます. 2〜3 日でお手元に届くように手配いたします.

◇個人情報の利用目的

　お客様から収集させていただいた個人情報，ご注文情報は本サービスを提供する目的(本の発送，ご注文内容の確認，問い合わせに対しての回答等)以外には利用することはございません.

　その他，ご不明な点は小社までご連絡ください.

株式会社 **全日本病院出版会**

〒 113-0033 東京都文京区本郷 3-16-4-7F
電話 03(5689)5989　FAX03(5689)8030　郵便振替口座 00160-9-58753

FAX 専用注文書

形成・皮膚 2112

年　　月　　日

○印	PEPARS	定価(消費税込み)	冊数
	2022 年 1 月～12 月定期購読(送料弊社負担)	42,020 円	
	PEPARS No. 171　眼瞼の手術アトラス―手術の流れが見える―　増大号	5,720 円	
	PEPARS No. 159　外科系医師必読！形成外科基本手技 30　増大号	5,720 円	
	バックナンバー(号数と冊数をご記入ください) No.		

○印	Monthly Book Derma.	定価(消費税込み)	冊数
	2022 年 1 月～12 月定期購読(送料弊社負担)	42,130 円	
	MB Derma. No. 314　手元に 1 冊！皮膚科混合薬・併用薬使用ガイド　増大号	5,500 円	
	MB Derma. No. 307　日常診療にこの 1 冊！皮膚アレルギー診療のすべて　増刊号	6,380 円	
	バックナンバー(号数と冊数をご記入ください) No.		

○印	瘢痕・ケロイド治療ジャーナル		
	バックナンバー(号数と冊数をご記入ください) No.		

○印	書籍	定価(消費税込み)	冊数
	足の総合病院・下北沢病院がおくる！ ポケット判 主訴から引く足のプライマリケアマニュアル　新刊	6,380 円	
	明日の足診療シリーズ II　足の腫瘍性病変・小児疾患の診かた　新刊	9,900 円	
	カラーアトラス 爪の診療実践ガイド 改訂第 2 版	7,920 円	
	イチからはじめる美容医療機器の理論と実践 改訂第 2 版	7,150 円	
	臨床実習で役立つ形成外科診療・救急外来処置ビギナーズマニュアル	7,150 円	
	足爪治療マスター BOOK	6,600 円	
	明日の足診療シリーズ I　足の変性疾患・後天性変形の診かた	9,350 円	
	日本美容外科学会会報　Vol. 42　特別号　「美容医療診療指針」	2,750 円	
	図解 こどものあざとできもの―診断力を身につける―	6,160 円	
	美容外科手術―合併症と対策―	22,000 円	
	運動器臨床解剖学―チーム秋田の「メゾ解剖学」基本講座―	5,940 円	
	超実践！がん患者に必要な口腔ケア―適切な口腔管理で QOL を上げる―	4,290 円	
	グラフィック リンパ浮腫診断―医療・看護の現場で役立つケーススタディ―	7,480 円	
	足育学　外来でみるフットケア・フットヘルスウェア	7,700 円	
	ケロイド・肥厚性瘢痕 診断・治療指針 2018	4,180 円	
	実践アトラス 美容外科注入治療　改訂第 2 版	9,900 円	
	ここからスタート！眼形成手術の基本手技	8,250 円	
	Non-Surgical 美容医療超実践講座	15,400 円	

お名前　フリガナ　　　　　　　　　　　　　　　　　　　　　　㊞　　　　診療科

ご送付先　〒　　－　　　　　□自宅　　□お勤め先

電話番号　　　　　　　　　　　　　　　　　　　　　□自宅　　□お勤め先

バックナンバー・書籍合計
5,000 円 以 上 の ご 注 文
は代金引換発送になります

―お問い合わせ先―
㈱全日本病院出版会営業部
電話 03(5689)5989

FAX 03(5689)8030

次号予告

まずはここから！
四肢のしこり診療ガイド

No.181（2022年1月号）

編集／日本医科大学講師　　　　土肥　輝之

PEPARS　No.180

2021年12月15日発行（毎月1回15日発行）
定価は表紙に表示してあります．
Printed in Japan

発行者　　末 定 広 光
発行所　　株式会社　全日本病院出版会
〒113-0033　東京都文京区本郷3丁目16番4号
　　　　　電話（03）5689-5989　Fax（03）5689-8030
　　　　　郵便振替口座 00160-9-58753

印刷・製本　三報社印刷株式会社　　　電話（03）3637-0005
広告取扱店　㈱日本医学広告社　　　　電話（03）5226-2791

Ⓒ ZEN・NIHONBYOIN・SHUPPANKAI, 2021